PRÉSAGES

TIRÉS DU POULS.

On trouve cet ouvrage chez l'auteur, à Turin,
rue Sainte-Thérèse, n° 13.

PRÉSAGES
TIRÉS DU POULS,

D'APRÈS

L'ÉCOLE DE SPHYGMIQUE.

PAR M. LE DOCTEUR JEAN LAVY,

MEMBRE DE LA FACULTÉ DE MÉDECINE DE TURIN,
MÉDECIN ORDINAIRE DE LA MAISON DU ROI DE SARDAIGNE.

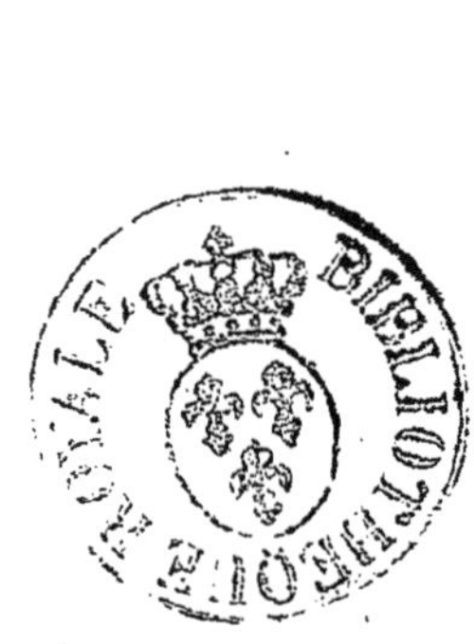

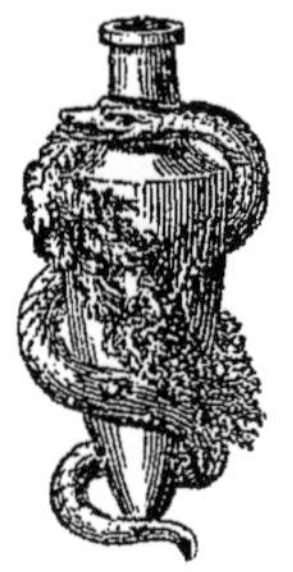

PARIS,

DE L'IMPRIMERIE DE RIGNOUX,
RUE DES FRANCS-BOURGEOIS-S.-MICHEL, N° 8.

1824.

AU LECTEUR.

La doctrine du pouls apprend, par les lois de la mécanique, à connaître les variétés et la réciprocité des mouvemens propres aux organes qui composent le corps humain, le rapport admirable qu'il y a des parties aux parties, et des parties au tout; elle est un guide assuré pour expliquer mieux les phénomènes de l'économie animale, et pour bien conduire les maladies dans leur marche et dans leur traitement, pour en découvrir la cause et le siége principal, pour bien connaître celles qui sont compliquées, pour savoir en faire la distinction, et appliquer à chacune le remède qui lui est propre; pour prévoir enfin les crises qui doivent arriver dans les maladies, et en porter un pronostic juste, afin d'être toujours en état de les attaquer de les combattre, et de les vaincre avec plus d'avantage. Le pouls, étant l'effet immédiat de la circulation du sang, doit aussi en être le signe le plus assuré, et en marquer exactement toutes les variations; d'où il doit nécessairement devenir le signe le plus universel et le plus lumineux de tous les dérangemens de l'économie animale; car il est si incontestable que c'est de la circulation du sang que dépendent la vie et la santé, que c'est par elle que toute la machine humaine est gouvernée; qu'on peut la regarder comme cette nature bonne et prévoyante mère, qui conserve la santé et qui guérit les maladies. Ainsi, plus le pouls est modéré et régulier, plus la nature tend directement et victorieusement à son but : plus au contraire il s'éloigne de cet état de perfection, plus la nature est faible, et plus il est à craindre qu'elle ne succombe aux obstacles qui l'oppriment. Le pouls non-seulement nous manifeste le dérangement ou la force de tout le corps, mais encore la constitution et la nature du sang, et en outre l'état des sécrétions. Je me trouvais quelquefois témoin de plusieurs pronostics vrais; on annonçait un saignement de nez, le rétablissement d'une expectoration supprimée, l'éva-

cuation prochaine des menstrues, quelque
cours de ventre, qui avait lieu, ou qui était
sur le point de paraître, etc. Mon admiration
était égale à ma surprise, en vérifiant la réa-
lité de toutes ces prédictions, souvent dans le
court espace de temps que l'on assignait. La
satisfaction et le plaisir bien vif que devaient
éprouver et que ressentaient effectivement
ceux qui avaient porté de tels jugemens; les
disputes que je voyais s'élever souvent et se
terminer à leur avantage; l'approbation des
hommes célèbres, l'exhortation de nos maî-
tres, enfin la fausseté évidente des opposi-
tions, ou le peu de fondement des objections,
me firent présumer de la nécessité de l'étude
de cette doctrine, et des précieux avantages
qu'on pouvait retirer de si belles connaissances. En effet, le pouls indique les mouvemens de la matière morbifique, parce qu'il
marque les temps et les momens où on doit
la mouvoir, où elle se meut, où elle est prête
à l'excrétion, où l'excrétion est déjà commencée; d'où résulte clairement, et d'une
manière sûre et brillante, la connaissance

du moment auquel le médecin doit agir. Cela posé, les médecins conviennent assez unanimement que, de tous les signes qui peuvent les diriger dans leur pratique, le pouls est celui dont ils tirent les indications les plus sûres : malgré cela, on est forcé d'avouer que, chez plus d'un praticien, l'observation de ce phénomène n'est qu'un manuel stérile, et, si nous osons le dire, de pure cérémonie..... Un petit nombre de sages, placés souvent à des distances trop éloignées, ont eu le courage de résister au torrent de leur siècle, de marcher sur les traces d'Hippocrate, et de s'en tenir à l'observation : c'est à eux seuls qu'on doit les progrès que la pratique a faits pendant cette longue suite de siècles qui se sont écoulés entre le père de la médecine et nous. L'observation du pouls n'a pas été moins négligée que les autres branches de la séméiotique : Hippocrate lui-même n'en a fait presque aucun usage. Après ce grand homme, Anaxagore, Hérophile, Erasistrate, Archigène, en firent l'objet de leurs recherches : mais Galien est, de tous les médecins de l'antiquité, celui qui s'est le plus distingué dans la connaissance de ce signe; il l'a réduite en système, et en a fait un corps de doctrine qu'il n'a pas toujours fondé sur l'observation, mais qui, malgré cela, a été adoptée sans réserve par presque tous les praticiens, jusqu'à la découverte de la circulation du sang. On trouve, il est vrai, dans ce long espace de temps, quelques écrivains qui ont enrichi les découvertes de Galien de leurs observations particulières; tels sont Aétius d'Amidène, Actuarius, Struthius, célèbre praticien à Padoue, Zéchius, professeur à Bologne, et quelques autres médecins d'un très-grand nom; mais le fond de la doctrine resta toujours le même. Les chimistes et les mécaniciens, qui envahirent la médecine à la chute du galénisme, anéantirent presque entièrement la doctrine du pouls, sous prétexte de la simplifier. Il était réservé à un médecin espagnol (don Solano de Lucques), ou plutôt à M. de Bordeu, d'ouvrir une nouvelle carrière dans ce genre d'observations... Les observations de M. Michel, et celles de plusieurs autres praticiens, consignées dans les journaux de médecine, ont suffisamment confirmé la doctrine du pouls, dont le fond principal est de connaître et d'annoncer les révolutions bonnes et mauvaises, les diverses évacuations et les divers transports des humeurs. Il demeure toujours incontestable que le pouls rend le langage de la nature ; que ce langage peut être entendu ; qu'on doit s'appliquer à le déchiffrer. Si quelqu'un trouvait le moyen d'avoir une méthode et des caractères plus clairs, plus simples, plus à la portée de tous les observateurs, il serait très-utile qu'il les publiât ; mais son travail, quel qu'il fût, ne pourrait jamais être regardé comme opposé, au fond, aux caractères que nous possédons, puisqu'il s'agirait du même parti à tirer des expressions du pouls. Cet ouvrage n'est qu'une partie d'un système entier et long-temps réfléchi sur l'économie animale : or, ce système, on ne le saisira jamais complétement que lorsqu'on aura médité comme il faut sur l'histoire des départemens des divers organes

du corps vivant; sur la sensibilité inhérente
dans chaque partie et dans chaque organe,
regardée comme cause principale de leurs
fonctions; sur les divisions des deux côtés,
et des diverses régions du corps; sur l'action
réciproque des parties; le domaine singulier
des entrailles sur toutes les fonctions; sur
l'étendue et les usages du tissu muqueux,
l'influence des nerfs et des vaisseaux sur
chaque fonction, et les effets surprenans de
l'être qui anime et vivifie notre corps. Tels
sont les élémens à la faveur desquels on
parviendra à résoudre tous les problèmes
que présente le pouls. Pour juger et connaître
les différentes espèces de pouls, pour déterminer combien leur état est contre nature,
il faut établir un pouls qui serve de point
fixe et de mesure constante. Ce pouls naturel
se trouve chez un petit nombre d'adultes
jouissant d'une santé robuste et bien consti-
tuée de tout point : on l'observe chez eux
régulier, mou, souple, libre, point fréquent,
point lent, sans paraître faire aucune sorte
d'effort; ses pulsations se ressemblent par-

faitement; elles sont à des distances parfaitement égales. Les altérations que la machine
éprouve par le sommeil, les veilles, la digestion, les passions, quelque effort, quelque
légère douleur, etc., se transmettent aussitôt
au pouls, et en troublent l'harmonie; les âges
apportent aussi beaucoup de différence dans
le pouls; chez les enfans et les vieillards, il
s'éloigne également de ce milieu; celui des
premiers est fréquent, étroit, accéléré : à
mesure qu'ils grandissent, leur pouls se dilate,
se ralentit, acquiert du corps et de l'aisance,
jusqu'à ce qu'il soit parvenu à ce degré de
maturité et de consistance qui caractérise le
pouls des adultes : dès que cet âge est passé,
le pouls en perd les qualités; il devient moins
souple, moins vigoureux, moins libre; il se
durcit, se resserre, s'embarrasse, s'éteint. Le
pouls naturel des femmes est en général plus
fréquent, plus rapproché de celui des enfans
et de la jeunesse que celui des hommes; il a
ses degrés particuliers, sa jeunesse, son âge
moyen et sa vieillesse : du reste, il varie
suivant les différentes situations où elles se

trouvent, même dans l'état de santé : les tempéramens font varier le pouls ; ils consistent dans une espèce de dérangement habituel non maladif, très-nécessaire dans tel âge, tel sexe, tel tempérament, et de façon que les variations du pouls occasionées par-là sont très-naturelles : et si dans tous ces cas les pouls prenaient le caractère de celui des adultes, il serait contre nature et un très-mauvais signe : n'aurait-on pas bien lieu de craindre pour la constitution d'un enfant, par exemple, dont le pouls serait aussi formé que celui d'un adulte? Les dérangemens du pouls sont beaucoup plus sensibles dans les maladies, et surtout dans les aiguës ou fébriles; ces maladies sont analogues au travail de la digestion, ou de quelque excrétion difficile; elles ne sont autre chose qu'un effort plus considérable de la nature, c'est-à-dire du sang et des vaisseaux, pour rappeler ou suppléer une évacuation suspendue ou dérangée, et dépurer le sang qui a été altéré. Peut-on après cela contester l'utilité d'un signe qui dissipe l'obscurité répandue sur bien des maladies, qui dévoile la marche de la nature, qui indique le temps le plus propre pour l'exhibition des remèdes, qui en détermine la qualité, qui annonce la terminaison des maladies, qui fait connaître d'avance et l'évacuation prête à se faire, et le couloir par lequel elle aura lieu? Or, quel médecin, muni de ces connaissances, n'opère pas efficacement et ne prédit pas avec sûreté, travaillant en même temps à la santé du malade et à sa propre réputation? Suivons-le au lit des malades, interprète et ministre de la nature, dont il a su pénétrer les mystères, éclairer la marche; qui connaît son pouvoir et sa manière d'agir, son but et les moyens qu'elle prend pour y parvenir; il ne voit dans la maladie la plus orageuse qu'un travail forcé de la nature; il sait séparer les accidens les plus capables d'en imposer du fond de la maladie, par le peu de changement qu'ils font sur le pouls; il suit la nature pas à pas, modère ses efforts trop violens, les augmente quand ils sont faibles; s'il voit de loin la mort déjà décidée, il ne l'accélère pas par des remèdes déplacés ; si la nature ménage une terminaison heureuse, il en est instruit d'avance : il la rend plus facile, plus sûre et plus heureuse, en préparant les voies, disposant les vaisseaux, sollicitant doucement les humeurs vers les organes qui doivent être le siége de l'excrétion indicatoire ; les malades, bientôt hors de danger, sans éprouver les langueurs ennuyeuses d'une pénible convalescence, sont tout aussitôt bien portans ; ils passent rapidement des horreurs de la mort et de la maladie aux délices de la vie et de la santé. Il me serait facile de relever ce tableau, qui n'est point chargé, par le contraste de celui que présentent les médecins qui, sourds à la voix de la nature, qu'ils ne connaissent pas, négligent les moyens les plus assurés pour s'instruire de sa marche, ne voyant dans les maladies que l'assemblage effrayant des symptômes dangereux qui leur paraissent tendre manifestement à la destruction du principe de la vie ; interdits et tremblans, ils se hâtent d'arracher l'épine fatale qui cause tous ces accidens ;

ils n'oublient rien, donnent remèdes sur remèdes, et redoublent à chaque instant, sans choix et sans considération, des efforts inutiles ou pernicieux : semblables à ces personnes qui, prêtes à se noyer, tâchent, par la multiplicité de leurs mouvemens, d'échapper à une mort prochaine ; ils se débattent en vain ; leurs efforts, peu modérés et mal dirigés, ne servent qu'à les affaiblir et à les précipiter plus tôt. Par cette pratique aveugle, par ces remèdes donnés sans indications, ces médecins tantôt diminuent la force d'une fièvre nécessaire, tantôt détournent la nature d'une métastase salutaire, souvent suspendent des excrétions critiques et décisives, pour en procurer d'autres qui sont indifférentes ou nuisibles. Les morts qui succèdent en foule deviennent, pour celui qui sait en profiter, l'école la plus avantageuse, mais horrible, où il ne s'éclaire qu'en gémissant. La doctrine du pouls fait revivre les droits de la nature, rappelle la vraie médecine d'observation, appuyée sur les crises, et pratiquée avec tant d'éclat par le grand Hippocrate. Un des plus singuliers reproches qu'on lui ait faits, et qui en est un éloge très-flatteur, est d'empêcher qu'on ne donne beaucoup de remèdes; eh! que peut-il arriver de plus heureux à un médecin que d'épargner au malade le désagrément, l'incommodité et les suites fâcheuses d'un remède dégoûtant, fatigant, très - souvent inutile, et quelquefois pernicieux, et de s'épargner à soi-même les plaintes et les reproches du malade, les murmures des parens, les clameurs des amis et les remords de sa conscience? La connaissance du pouls entraînerait nécessairement la circonspection dans l'application des différens moyens proposés pour guérir, et dans le choix qu'on en doit faire; d'après cela, on ne courrait plus les risques, lorsque la nature se dispose à se débarrasser par une crise quelconque, de l'en détourner par un remède qui, souvent employé sans connaissance de cause, trouble son action, et la force à perdre de vue son objet principal. De là, que d'inconvéniens! En outre, elle mettrait le médecin dans le cas de remplir sa vraie mission, qui ne le constitue ordinairement que le ministre de la nature et son coadjuteur, lorsqu'elle ne suffit pas à la perfection de son ouvrage. Quand on veut juger de l'état critique du pouls, il faut prendre garde de ne pas le tâter pendant la digestion, à la suite d'une passion vive, d'un mouvement trop considérable, après l'exhibition des remèdes, les efforts de la toux, du bâillement, etc. Toutes ces causes ne peuvent manquer de déranger le pouls; l'action des remèdes suspend et masque sa marche pour quelques heures, et même pour des jours entiers; les saignées, les purgatifs réitérés et les lavemens dérobent quelquefois à la nature la matière des évacuations annoncées par le pouls, qu'elles suppléent rarement; quelquefois aussi ces remèdes troublent l'opération de la nature et font avorter les crises; dans le sommeil, le pouls est souvent moins marqué que dans la veille; on sentira quelquefois le pouls régulier et non critique, quoiqu'il y ait une crise prochaine; et si on éveille le malade, qu'on occasione par-là quelque agitation dans le pouls, on y découvre alors la modification critique dominante; il est très-inutile d'aller chercher le pouls critique au commencement de la maladie, ou d'un redoublement; on le trouve aussi très-rarement critique dans les maladies chroniques et compliquées; elles croisent les efforts critiques du pouls, le compliquent, et le rendent très-difficile à caractériser. Il en est de même des maladies nerveuses et des maladies convulsives des femmes; elles rendent le pouls variable, incertain, égaré, faux, c'est-à-dire que, quoiqu'il semble d'abord critique ou excréteur, il ne l'est pourtant pas toujours; mais s'il se soutient quelque temps dans cet état, on doit s'attendre à quelque changement en mieux, quoiqu'il n'arrive pas d'évacuations; elles sont très-rares dans ces maladies. Les pouls grands, forts et pleins, sont de bon augure; ils dénotent que la circulation est libre, et les forces encore entières; les petits, les faibles et les vides, sont, par la raison des contraires, un mauvais signe; le vite et le

tardif sont aussi fâcheux : l'un dénote une
obstruction totale des extrémités artérielles,
et l'autre stagnation, dissolution du sang,
dissipation des forces, etc. Le pouls dur est
à craindre, parce qu'il signifie un état convulsif, une inflammation, ou de grands embarras; le pouls mou est encore plus funeste,
marquant l'exténuation, un relâchement mortel, et enfin un épuisement absolu des forces.
Le pouls rare indique l'obstruction du cerveau, défaut d'esprits animaux, et engorgement des artères coronaires par des calculs,
des polypes, de la sérosité coagulée, etc.
Pour sentir exactement les modifications du
pouls, il faut que la situation de tout le corps,
et du bras surtout, soit propre à laisser à
l'artère toute sa liberté, et qu'elle n'en gêne
point les mouvemens. Pour cela, il faut que
le malade soit assis ou couché sur le dos; le
bras auquel on tâte le pouls doit être, ainsi
que les doigts, plutôt étendu que plié, aban-
donné sans efforts à son propre poids, appuyé sur toute sa longueur, et sur le bord
qui répond au petit doigt : la posture du mé-

decin ne doit pas non plus être gênée. Il est
à propos de commencer par plonger un peu
les doigts, et de presser l'artère pour la bien
sentir; après quoi il faut la livrer à elle-même,
et la suivre dans toutes les positions dàns
lesquelles on peut la saisir; il y a des personnes qui ont l'artère enfoncée; d'autres
l'ont très-superficielle; il n'est pas nécessaire
d'avertir qu'il faut proportionner la pression
à la profondeur de l'artère, en se rappelant
les caractères du pouls hémorrhoïdal : on
voit qu'il est nécessaire de presser l'artère un
peu fortement. Il faut tâter le pouls aux
deux bras, parce qu'il est très-ordinaire de
le trouver différent; ces variétés ne sont pas
fortuite; elles aident à en déterminer les
caractères, et ne sont pas sans utilité dans
la pratique; elles confirment les observations
des Chinois; leur division du corps en deux
moitiés latérales semble donner du poids à
l'idée des anciens, qui croyaient qu'on ne
devait pas faire les saignées indifféremment
des deux côtés. Si le pouls était supérieur
d'un côté et inférieur de l'autre, ne serait il

pas plus convenable de faire la saignée, si elle était indiquée du côté où le pouls est supérieur ? On pourrait aussi tirer quelques lumières de l'examen du pouls dans les autres parties. On sentira mieux les pulsations en tâtant avec la main droite le pouls du bras gauche, et avec la main gauche le pouls du bras droit, comme font les médecins chinois ; il vaut aussi mieux se servir, à leur exemple, de deux ou trois doigts que de n'en employer qu'un seul ; on aperçoit beaucoup mieux tous les mouvemens de l'artère, et surtout les vibrations de ses parois ; on applique pour cela l'indicateur sur la partie de l'artère la plus voisine du carpe, et les suivans adossés l'un contre l'autre, et parallèles par leurs extrémités. Il est très-important de tâter le pouls pendant long-temps ; les modifications qui décident les caractères ne paraissent souvent qu'après un certain nombre de pulsations ; nous ne proposons pas pour modèle la lenteur excessive des Chinois ; mais aussi il faut bien se garder de suivre ces médecins qui prétendent décider de l'état du pouls, pour avoir simplement posé la main sur l'artère; il est nécessaire et il suffit de tâter cinquante ou soixante pulsations pour saisir tous les caractères du pouls. Enfin il convient de le tâter à différentes reprises, parce que la moindre émotion y occasione des changemens qui pourraient induire en erreur; et la présence du médecin produit assez ordinairement dans les malades, et surtout dans les personnes du sexe, plus sensibles et plus impressionnables, une espèce d'agitation qu'on observe bien peinte sur le pouls; on le trouve alors plus élevé, plus vite, ou plus étroit, suivant la pression qui est excitée. Les praticiens ne perdent jamais de vue ce pouls qu'ils appellent *le pouls du médecin;* c'est pourquoi ils laissent, avant de tâter le pouls, revenir le malade de ce trouble passager qui en masquerait le véritable état. Est-il en effet un médecin qui puisse ignorer, que le saisissement et l'étonnement qu'il doit nécessairement inspirer à un malade, lorsqu'il entoure son lit avec une troupe de jeunes gens, lui

cause une agitation qui se peint sur le pouls?
Une vierge timide, un malade accablé de
douleurs, une femme vive et sensible, un
jeune homme agité et curieux, un pauvre
soupçonneux, tous ces gens - là, surpris,
épouvantés par une cohorte d'assistans, sont-
ils en bonne disposition pour servir aux
épreuves du pouls? On parle auprès d'eux,
on fait des signes, des grimaces, on approuve,
on désapprouve, on lit des livres qu'ils n'entendent point, on va écrire dans un cabinet
voisin, ou bien on écrit auprès d'eux; et
vous croyez qu'ils n'imaginent pas qu'on leur
lit du grimoire, qu'on écrit leur sentence,
qu'on en veut à leur carcasse, qu'on en dispose déjà? Toutes ces passions se gravent
sur le pouls. Les Chinois, qui font la médecine d'après les rhythmes du pouls, depuis
cinq cents ans avant l'ère chrétienne, exigent
encore d'autres précautions de la part de
celui qui tâte le pouls, afin qu'il en puisse
saisir les moindres variations, et porter en
conséquence un jugement assuré; ils veulent
que le médecin soit dans une situation de

corps et d'esprit tranquille, jouissant d'une bonne santé, à jeun, s'il est possible, et qu'il visite ses malades le matin. D'abord il doit s'informer du sexe, de l'embonpoint, de l'âge, et de la taille du sujet, et après quelque temps il prend le bras du malade, et le laisse aller à la posture la plus naturelle, mollement et sans gêne, sur un coussin; après quoi il applique sur l'artère radiale gauche les trois plus longs doigts du bras droit, qu'il dispose de façon que l'index réponde à l'extrémité du carpe, le doigt du milieu à la jointure, et l'annulaire à l'éminence du radius, qu'ils appellent improprement cubitus; ils font la même chose ensuite avec la main gauche sur le bras droit : la plupart prétendent qu'il ne faut tâter que le pouls gauche aux hommes, et le pouls droit aux femmes; ils examinent d'abord la vitesse et la régularité des pulsations, ensuite le pouls propre aux différentes saisons, aux différens organes, aux circonstances particulières où les femmes peuvent se trouver, aux tempéramens, etc. Si le pouls répond à

tous ces différens objets, la santé est parfaite,
et elle sera constante; s'ils s'éloignent de ce
juste milieu, dès lors il y a maladie ou disposition plus ou moins prochaine. Cela posé,
on est forcé de reconnaître la justesse de la
plupart de leurs présages, si, dépouillant
tout préjugé, on veut faire attention à l'an-
cienneté des connaissances qu'ils ont sur cette
matière, à l'application avec laquelle ils cul-
tivent cette partie, à la nécessité où ils sont
de s'y adonner, au défaut d'autres signes;
car souvent il ne leur est pas permis de voir
et d'interroger les malades, surtout les personnes du sexe; ces maris, jaloux à l'excès,
redoutent pour leurs femmes, ou plutôt pour
eux-mêmes, leur vue indiscrète, et une pu-
deur déplacée retient dans d'autres cas le
médecin circonspect, l'empêchant de porter
les yeux et la main autre part que sur les
bras des malades; si à ces raisons, qui ne
sont pas de peu de poids, on ajoute des
observations authentiques consacrées dans
leurs fastes de la médecine, par lesquelles ils
conste que les malades les plus voisins des

portes de la mort en ont été retirés en peu
de temps par les médecins, qui n'avaient
d'autre signe et d'autre indication que le
pouls ; si on y joint aussi le témoignage una-
nime des historiens, qui s'accordent à dire
qu'un habile médecin chinois, après un examen très-long et très-attentif du pouls, décide,
sans interroger le malade, la partie qui souffre, l'espèce de maladie dont elle est atteinte,
annonce quand la tête, par exemple, sera
plus libre, quand il recouvrera l'appétit, et
quand l'incommodité cessera. Le pouls a été
et sera toujours la règle des grands médecins... On peut reprocher à nos modernes un
dédain présomptueux, qui a répandu du
mépris sur ce qui pouvait les instruire... Le
pouls dévoile à des esprits éclairés le siége
des maladies, leurs causes, leurs dangers et
leurs ressources. On ne peut donc prétendre
au titre de grand médecin, si on ignore la
doctrine du pouls, si on ne l'étudie pas ; et
encore moins, si on cherche à la diffamer.
La médecine ne se réduit donc point à purger
beaucoup, à saigner courageusement, à laver

à toute outrance, à bourrer les malades de lavemens et d'émétique ; il faut connaître le pouls, qui, en dévoilant le siége des maladies, leurs causes, leurs dangers et leurs ressources, indique le lieu où il faut porter un remède, la cause à combattre, et par conséquent la nature du remède qui mérite la préférence ; et enfin les ressources qui restent à la nature, la voie qu'elle affecte ou qu'elle peut choisir. S'il en était autrement, pourquoi tous les médecins tâteraient-ils le pouls ? Les lumières qu'on tire de l'exploration du pouls fixent les sources des indications, et bannissent le dangereux arbitraire qui règne dans la pratique... Les personnes les mieux instruites diront, suivant le langage de l'école, que la fièvre n'est autre chose que le mouvement du sang précipité contre nature. Avec de pareilles connaissances, en est-on plus savant?... La fièvre est un effort de la nature ; cet effort se reconnaît au pouls, dont le mouvement est altéré par des caractères spécifiques qui désignent une crise, soit prochaine, soit éloignée. Les changemens qui arrivent au pouls suivent exactement trois temps ou trois états : le pouls est d'abord, c'est-à-dire, pendant la fièvre d'irritation, accéléré, étroit, convulsif, non critique; il se dilate, il se développe insensiblement, il devient plus plein, plus fort, plus libre dans le second période de la maladie. Lorsque, dans le dernier période, l'excrétion est prêt à se faire, et qu'elle se détermine en effet, le pouls prend le caractère propre aux évacuations qui doivent arriver, c'est-à-dire qu'il est pectoral, si les crachats terminent la maladie; intestinal, si elle est finie par les évacuations du ventre, etc.

De la définition du pouls, et de la pulsation.

Le pouls, *pulsus* en latin, σφυγμός en grec, est un mot qui a été formé dans l'ancienne prononciation, où les *u* avaient le son de l'*ou*, de *pulsus*, qui vient lui-même de *pulsare*, nom qui signifie *battre*, *frapper*. On s'en servit d'abord pour exprimer le battement du cœur et des artères, c'est-à dire,

ce double mouvement de diastole et de sys-
tole, par lesquels les parois de l'artère ou
du cœur, écartés l'un de l'autre, viennent
frapper la main ou les corps voisins, et ensuite se retirent et se rapprochent mutuel-
lement. En ce sens, et suivant l'étymologie,
pouls est synonyme à *pulsation* : les anciens
confondaient l'un et l'autre sous le nom de
σφυγμός. Les modernes ont attaché à ces
noms des idées un peu différentes, appelant
pulsation un seul battement des artères,
abstraction faite de toute suite, de tout
ordre, et de toute comparaison : et par pouls
ils entendent une suite de pulsations, qui
vient marquée de l'ondulation du sang dans
l'étendue des artères et des veines, comme
si elles étaient coupées en plusieurs seg-
mens. Toute agitation ordinaire du cœur et
des artères si violente, que, quoiqu'elle réponde au pouls naturel, on peut la sentir
facilement dans les endroits où le pouls naturel est insensible au toucher dans les sujets
sains, s'appelle *pulsation;* elle est produite
par l'augmentation du mouvement muscu-

laire; elle cesse dès que le corps demeure en repos. Le double mouvement de l'artère par lequel elle s'affaisse sur elle-même et se détend en tout sens, s'appelle *pouls*. N'est-il pas évident que les auteurs du pouls ont tous, depuis Galien, trouvé dans les parois de l'artère une action propre qui la fait se contourner, sautiller, s'étrangler dans quelques endroits, s'élargir dans d'autres, se rétrécir par un bout, s'élever dans un autre, trembloter, serpenter ? etc. Les diverses classes d'irrégularités qui ont été découvertes dans les divers pouls ont rendu ces vérités plus claires que le jour. Les divisions qui ont été faites des artères du poignet en partie digitale, en moyenne et en supérieure, divisions puisées dans la nature, qui a appris que ces diverses parties ne conservent pas toujours le même calibre, et que l'artère n'est pas toujours à la même distance du rayon; tout cela, dis-je, a servi à démontrer l'action particulière et personnelle du corps et des parois de l'artère, action évidemment indépendante de celle de la colonne du sang,

qui ne peut d'elle-même dilater et rétrécir
l'artère dans les divers points de sa longueur, si celle-ci ne se prête à ces modifications:

*Des pouls simples, c'est-à-dire, qui ont un
seul caractère remarquable.*

Les incitations non naturelles agissent sur
les solides qui composent le corps humain,
et qui, par leur consentement général, s'en
ressentent tous, mais surtout ceux des organes qui, par établissement suprême, sont
pourvus de principe vital plus que les autres,
et qui sont par conséquent plus sensibles. Ces
organes sont les vitaux chargés de l'entretien
de la circulation du sang, savoir : celui de la
peau -externe pour l'exciter, celui du cœur
avec ses gros vases contigus pour la diriger,
les parois enfin des artères et des veines pour
la soutenir. Cela posé, les incitations susdites
agissent, par exemple, sur un organe quelconque, où elles servent de rappel pour le
concours et le séjour du principe vital au-

delà de l'ordinaire, ce qui rend cet organe fort agissant ; et cela fait que les solides dont il est composé s'en ressentent de manière à pouvoir, par leur réaction, expliquer et faire distinguer leur degré de susceptibilité, surtout à cause de la diminution de la faculté agissante dans les solides des autres organes, dont le principe vital destiné à les entretenir est par cela même en défaut ; car sa quantité étant déterminée dans tous les hommes, il ne peut pas en même temps satisfaire surabondamment à un organe sans détriment des autres. Le travail de la digestion, comme l'action d'un purgatif, donne au pouls un caractère propre à l'organe, dont l'action est augmentée ou l'excrétion forcée, et ce caractère prédomine souvent sur tous les autres, qui dénotent ou constituent l'état maladif de tel ou tel organe. Ce degré de vitalité surnaturelle dans l'organe susdit se soutient aussi par l'incitation, qui naît de ses mêmes produits non naturels, savoir de la matière morbifique propre dans tous les vivans, laquelle, selon les lois naturelles, se porte toujours où il y a le plus de vitalité, afin de trouver assez de vigueur pour y établir son procédé de maturation. Cela posé, on peut imaginer que les solides en général agissent à la façon d'une corde à violon, lorsqu'on la tâte en quelque endroit; elle explique dans toute son étendue le degré et la qualité du mouvement qu'on lui donne; de la même manière, les solides qui composent la portion d'artère qui forme le pouls, expliquent aussi le degré et la qualité des diverses incitations dans l'universalité du corps, selon la fréquence des pulsations, qui est ou naturelle, ou au-dessous du naturel, ou au-dessus du naturel, ou irrégulière.

Des pouls composés, c'est-à-dire, qui ont plusieurs caractères remarquables.

Les incitations non naturelles agissent sur les solides qui composent le corps humain, et qui, par leur consentement général, s'en ressentent tous. Pour bien comprendre ce principe, on peut toujours imaginer la corde d'un violon, lorsqu'on la tâte dans quelque endroit; elle explique dans toute son étendue le degré et la qualité du mouvement qu'on lui donne; de la même manière les solides qui composent la portion d'artère qui forme le pouls, expliquent aussi le degré et la quantité des diverses incitations dans l'universalité du corps; car elles agissent selon la disposition des solides, c'est-à-dire, selon la structure particulière de chaque organe, dès qu'il n'y a rien de conforme entre eux. Chaque organe étant sensible à sa manière, et ne pouvant exercer ses fonctions sans faire quelque impression sur le genre artériel et veineux, ainsi que sur tout le genre nerveux, il est évident que chaque organe doit faire sur le pouls une impression particulière; cette impression sera presque insensible, comme dans l'état naturel, lorsque l'organe ne sera pas plus agité qu'à l'ordinaire; elle sera au contraire très-évidente, comme dans l'état d'un effort critique, lorsque l'organe sera gêné dans ses fonctions, et qu'il fera un effort extraordinaire. L'incitation surnaturelle s'explique avec plus de facilité , à motif que le travail des organes, lorsqu'ils ne sont point irrités , devient très - peu agissant , en proportion que le désordre augmente dans l'organe incité , puisque le principe vital d'entretien leur est dérobé , et conséquemment la propriété d'agir affaiblie. Le corps humain ne doit être considéré que comme un assemblage infini de petits corps semblables , également vivans , également animés , qui ont chacun une vie , une action , une sensibilité , un jeu et des mouvemens propres et particuliers , et en même temps une vie , une sensibilité , etc. , communes et générales. Toutes les parties concourant , chacune à leur façon, à la vie de tout le corps , influent réciproquement les unes sur les autres , et se correspondent entre elles. Chaque partie fait ressentir aux autres sa santé ou ses dérangemens ; tel est l'homme, sur lequel on doit examiner l'influence , la sympathie mutuelle, les rapports réciproques des différentes parties, les départemens, etc. Alors rien de plus naturel que l'action de toutes les parties sur le système vasculeux, organe si étendu et si important. Dans l'état de santé, chaque partie agissant également, il en résulte une action combinée, uniforme, et qui ne tient d'aucun viscère en particulier ; mais si un organe vient à se déranger, dès lors il y a maladie; son action sur le pouls est différente de ce qu'elle était auparavant, moindre ou plus forte; le pouls change, et cette variation est le tableau et la mesure des dérangemens qu'il a excités. Si l'on veut se former une idée de la manière dont les viscères concourent aux mouvemens et aux contractions des artères, et comment il les font varier, qu'on imagine des cordes, qui, partant de chaque viscère, de chaque partie considérable, viennent aboutir à une artère ; de la tension uniforme de toutes ces cordes résultera un effort combiné qui forcera l'artère à exécuter ses mouvemens avec uniformité. Si l'on suppose à présent qu'une de ces cordes tire avec plus ou moins de force, l'équilibre sera détruit; il arrivera nécessairement un changement dans l'effort des autres cordes ; elles tireront plus ou moins : comme chaque viscère a son mécanisme particulier qui lui est propre, le plus ou moins de tension qu'il imprimera à sa corde, sera marqué différemment sur l'artère qu'un autre dérangement, et ce même viscère fera sur le pouls un effet différent, suivant l'espèce d'altération qu'il éprouvera ; telles sont les variétés du pouls qu'un observateur habile essaie de saisir, et dont il vient à bout, par un travail assidu, de reconnaître l'origine : ces cordes que nous avons supposées ne sont point étrangères ; transformez-les en nerfs, et vous aurez une idée de la plupart des dérangemens de l'économie animale, qui sont tels, que la tension d'une partie est produite par le relâchement d'une autre : vérité lumineuse qu'il est bien important de ne pas perdre de vue dans la pratique. L'homme est, par le moyen des nerfs, des muscles, des veines et des artères, comme une espèce de luth ou d'instrument harmonique, dont les parties rendent divers sons, ou plutôt ont une certaine espèce de tempérament qui leur est propre, à raison de leur figure, de leur situation et de leurs différens usages. Les pouls différens sont comme les sons divers et les diverses touches de ces instrumens, par lesquels on peut juger infailliblement de leur disposition; de même qu'une corde plus ou moins tendue, touchée en un lieu ou en un autre, d'une manière ou plus forte ou plus faible, rend des sons différens, et fait connaître si elle est trop tendue ou trop lâche. Chaque organe est considéré comme un être distinct, qui a sa vie, son sentiment, ses désirs, son goût particulier, son département, ainsi que l'observation le démontre, en quelque sorte, de la matrice et de l'estomac. Il en résulte que chaque action individuelle de ces organes doit modifier d'une manière particulière la circulation, et par conséquent que le pouls, indépendamment des modes généraux aux battemens ordinaires, qu'on croit se rapporter principalement à l'action du cœur, doit éprouver des modifications relatives à

ces actions ou fonctions organiques, indiquées, caractérisées même par ces modes
particuliers. Que la plus ou moins grande
sensibilité, ou activité de chaque organe,
tant à raison de sa faculté propre et inhérente que de sa structure, devra encore
influer dans les impressions de cet organe
sur le pouls. Les parties du corps douées
d'une plus grande sensibilité changent, et
modifient le pouls en conséquence du sentiment de la douleur qu'elles éprouvent, et
que celles qui sont moins sensibles le modifient relativement à l'affection seule dont
elles sont atteintes. Le pouls organique est
celui qui se rapporte à une affection quelconque d'un organe, ou plutôt celui qui dé-
signe et manifeste aux sens cette affection,
soit qu'elle aille jusqu'à l'incommodité, ou
à la maladie particulière de l'organe, soit
qu'elle consiste uniquement dans une disposition prochaine à la maladie, ou même qu'elle
se borne à une simple augmentation de res-
sort, de vie ou d'action dans cet organe,
indépendamment de toute idée, de tout sen-

timent de lésion ou de maladie. Un pouls
composé est celui qui résulte du mélange ou
de l'union de deux ou plusieurs pouls simples
qui se succèdent alternativement. Les révolutions particulières de chaque organe font
chacune un changement particulier dans le
pouls; les révolutions successives de plusieurs
organes doivent donc donner au pouls des
modifications dans lesquelles on puisse découvrir le changement dû à l'action de chaque
organe affecté. Chaque partie a son département particulier dans le corps et dans le
tissu muqueux, dans lequel elle est comme
nichée; le foie fait souvent ressentir son
action sur tout le côté droit, et point sur le
gauche; la rate au contraire change souvent
tout le côté gauche, depuis la tête, le visage,
le cou, l'épaule, jusqu'au pied, sans faire
aucune impression sur le côté droit. Il semble
que le corps soit divisé naturellement en deux
parties, qui se rencontrent ou se joignent
dans le milieu ou dans l'axe; ces deux parties ou ces deux moitiés sont ordinairement
disposées de la même manière, ou montées

sur le même ton ; mais elles ont vraisembla-
blement leur action et leurs indispositions
particulières ; une partie enflammée peut être
regardée quelquefois, et en certains temps
de l'inflammation, comme une sorte d'organe
particulier, qui fait, pour ainsi dire, corps à
part, et dans laquelle les mouvemens des
humeurs ne se font point suivant la marche
et les forces générales de la circulation du
sang. Le corps humain est composé de plusieurs organes qui sont merveilleusement
liés entre eux par le moyen des nerfs, du
tissu cellulaire, des vaisseaux sanguins et
des membranes ; tellement que, quand un
organe est affecté, les autres participent nécessairement à sa lésion, suivant qu'elle est
considérable, ou suivant l'intimité des cor-
respondances. Or, comme le cœur et les
vaisseaux sanguins sont, après les nerfs, les
organes dont l'action est la plus marquée,
ou la plus étendue, et que cette action est
dépendante des nerfs, il s'ensuit évidemment que les nerfs doivent produire des modifications dans le mouvement du cœur et

des vaisseaux sanguins. De plus, l'action des nerfs ou des organes étant différente dans chacun, suivant la fonction qu'ils exercent, ainsi que tous les médecins en conviennent, celle du cœur et des artères doit aussi nécessairement être différente; par conséquent, lorsqu'un organe souffre quelque lésion, le cœur et les vaisseaux éprouvent un changement dont le pouls doit se ressentir plus ou moins. La coction est l'augmentation de l'action d'un organe qui s'est faite aux dépens de celle des autres organes; une action combinée avec un mouvement intestin des humeurs, qu'elle suscite et soutient par le moyen de la chaleur qui l'accompagne, par le moyen du flux des humeurs qu'elle détermine, etc. Les effets de la coction sont d'abord de changer la cause humorale morbifique en un fluide léger, épais, égal et jaunâtre, et ensuite d'en procurer l'évacuation à la faveur de l'irritation qu'éprouve l'organe qui est en travail, à la faveur du poids qu'il ressent, et peut-être aussi à cause de la ressemblance qu'a acquise l'humeur qui

a subi la coction avec les humeurs excré-
mentitielles naturelles, et avec les organes
excrétoires. La coction est donc l'ouvrage de
l'action vigoureuse d'un organe quelconque,
plus ou moins secondée de celle des autres
organes. Il est donc nécessaire que l'organe
affecté redouble d'effort pour que la coction
se fasse : or, ce redoublement d'effort doit
porter son empreinte sur l'action du cœur
et des artères, et produire en conséquence
un changement particulier dans le pouls.
Mais le pouls n'éprouve-t-il des changemens
que de la part du cœur seulement ? Je n'ai
garde de le penser : la circulation du sang
n'est point égale, ni la même dans toutes les
parties; elle est différente aux extrémités des
vaisseaux, différente dans le tissu cellulaire,
le cerveau, les poumons, le foie et la matrice.
Toutes ces circulations sont soumises à l'action des nerfs, qui les change et les modifie :
action qui est variée dans chaque organe,
soit que cette variété provienne de la structure intime des nerfs, ou de celle des organes auxquels les nerfs se distribuent, dont,

en admettant que l'action des nerfs est différente dans les différens organes, comme tout
le monde en convient, celle des vaissaux
doit aussi être différente, et se prêter à ces
changemens; car les effets répondent nécessairement toujours à leurs causes. Donc on
connaît d'une manière sûre, par le pouls,
toute espèce d'évacuation critique. Cela posé,
pour nous faciliter cette découverte, je parta-
gerai les affections en deux classes, dont la première comprend les affections qui ne causent
aucun désordre apparent, savoir, celles qui
ne donnent point de souffrance; la deuxième
comprend les affections où l'on voit, où l'on
sent du désordre, savoir, celles qui donnent
des souffrances; les unes et les autres pourront être connues du différent degré de dilatation dans le diamètre de la portion d'artère
qui forme le pouls, eu égard à la partie du
corps qu'elles affectent : par exemple, le pouls
se dilate au delà de l'ordinaire dans les affections de l'organe de la peau externe; par
progression, il se resserre dans les affections
de la tête, ensuite dans celles de la poitrine,

puis dans celles du bas-ventre, enfin dans celles des cuisses et des jambes, où les affections s'expliquent avec la plus forte constriction du diamètre susdit.

PRÉSAGES

TIRÉS DU POULS.

MÉDECIN SPHYGMIQUE EN SOCIÉTÉ.

PROCÉDÉ DANS SES PRONOSTICS RELATIVEMENT AUX POULS SIMPLES.

Il arrive très-souvent au médecin, lorsqu'il se trouve en société, que quelqu'un le prie de lui tâter le pouls ; car il faut être juste, et convenir que la santé parfaite n'est qu'un être purement idéal. Personne ne peut se flatter de ne pas avoir quelque partie faible ; notre vie n'est qu'un tissu d'incommodités, une maladie continuelle, qui ne cesse de faire des progrès. Nous vivons avec cette faiblesse naturelle de quelques organes ; et ce qui doit paraître singulier, c'est que c'est sur cette faiblesse même qu'est fondée la santé propre à chaque individu : c'est d'elle que dépendent les différens tempéramens, qui ne viennent tous que de la différence de l'action des organes : ce sont là les sources de la santé, de la vie, des maladies et de la mort. La connaissance du pouls et de ses modifications, quelque dénomination qu'on leur donne, est très-importante en médecine, et absolument nécessaire au médecin, ainsi que celles des crises qui précèdent, qui accompagnent et qui terminent les maladies. Nous sommes redevables de cette découverte au docteur Charle Allioni, membre distingué de l'Académie des sciences, agrégé à la plupart des sociétés savantes étrangères, fort estimé dans sa patrie, et très-connu dans l'Europe par d'excellens ouvrages sur la médecine et sur la botanique, homme d'esprit, homme moral, et vrai philanthrope, qui, appuyé par ses nombreuses observations et par son expérience, sut former un système singulier, dont j'ai tâché de me rendre compte à moi-même, d'après la pratique médicale que j'ai suivie sous ses heureux auspices pendant le cours de plusieurs années, et d'après la lecture de ses ouvrages; et c'est par ces moyens que j'ai pu ramasser des matériaux pour composer celui-ci, que j'ose publier comme le plus important, et le plus utile au maintien de notre précieuse santé, afin de rendre moins pénible notre carrière sur la terre, et de nous soumettre plus aisément aux infirmités indispensables à l'objet d'acquérir la vie éternelle. Pour obtenir ce but, il faudrait corriger ou au moins alléger les désordres qui arrivent dans notre corps;

car ils sont la cause de toute espèce de maladie;
ou avec des souffrances qui sont les cris de la nature, soit pour donner avis qu'il y a un procédé
de maturation de matière morbifique, soit pour
demander les secours de l'art médical, afin de
suppléer à l'incapacité de cette mère bienfaisante;
ou sans souffrances, et c'est alors une trahison;
car cette matière travaille en cachette, et se dé-
guise sous une apparence avantageuse de la santé
du valétudinaire, surtout quand elle excite au
delà de l'ordinaire les opérations concernant les
fonctions physiques et morales, qui servent ou à
soutenir la mémoire, ou à développer les idées,
ou à faciliter le travail de la digestion. Il arrive
quelquefois que l'on reçoit des complimens parce
que l'on a de l'embonpoint, et parce que l'on
achève à son gré, et même à son étonnement,
toute espèce d'opérations; et si l'on voulait traiter
comme valétudinaire celui qui jouit d'un pareil
bonheur, on se rendrait le ridicule de la société;
c'est de ces dernières espèces d'affections très-
importantes qu'il faut particulièrement s'occuper,
pour les découvrir avec les moyens bornés et spé-
ciaux dont l'Être suprême a bien voulu nous pourvoir, ce qui est dû à la sensibilité et au ressenti-
ment des solides qui composent le corps humain;
ce sont eux qui expliquent leurs changemens sur-
naturels, et qui agissent sur les mouvemens des

fluides, dont le principal est le sang, qui ayant
son séjour dans l'organe des parois des artères et
des veines, doit y marquer des nuances propres
à former la doctrine du pouls, et par-là nous in-
diquer les secrets et les opérations de la nature.
Je ne comprends pas toutefois comment ce secours
dans la médecine est tant négligé, quoiqu'il offre
un moyen si certain et si commode pour décider et pour déterminer la qualité d'une affection
quelconque, soit naturelle, soit accidentelle. Je
crains de devoir conclure que cette négligence
tient à ce qu'on ne se livre point à la connaissance de sa valeur et de ses avantages, et qu'on n'en
fait pas le moindre cas; mais je suis persuadé que,
dès qu'on les connaîtra, on ne l'oubliera jamais.
Il nous paraît ne pas pouvoir passer sous silence
une découverte aussi importante, et conséquemment nous nous croyons obligé de la communi-
quer à ceux qui voudront s'intéresser vivement
aux observations faites jusqu'à ce jour, ce qui leur
fournira les résultats des théories que je me pro-
pose de présenter au public.

Pulsations avec fréquence naturelle.

Lorsqu'on reconnaît que les pulsations se ressemblent parfaitement entre elles, s'expliquent
avec des distances égales, et se soutiennent à peu

près en forme de plusieurs pulsations séparées,
lesquelles sont marquées par l'ordre de la propulsion du sang, qui étend sans gêne les parois des
artères, qui par conséquent sont molles, cédantes
et flexibles, de manière à expliquer sans difficulté
les différens caractères du pouls, selon sa situation, et selon sa disposition organique. Comme
ce serait une machine qui joue selon sa construc-
tion, sans difficulté, et sans paraître faire aucune
sorte d'effort (voy. *le pouls bon et naturel*, *École
de sphyg.*, vol. 2, p. 87)[1], on peut être sûr que
les incommodités, s'il y en a, sont de peu de considération. Le pouls naturel est un signe certain
que la personne à qui on le tâte, non-seulement
jouit d'une bonne santé, mais en jouira long-
temps, c'est-à-dire ne sera point attaquée de
ces maladies qui se préparent de longue main, et
dont le noyau se forme évidemment avant qu'elles
éclatent.

Lorsque l'étendue de la portion d'artère qui
forme le pouls s'élève en courbure par le coup
de la pulsation, ou quelquefois en simple plissure,

---

[1] Méthode très-facile pour développer les secrets de la nature dans le corps humain par l'exploration du pouls, ou
École de sphygmique, exercée par le docteur Jean Lavy, sous
les auspices du professeur Charle Allioni, *Turin*, 2 vol.
grand in-8. Cet ouvrage se trouve chez l'auteur, à Turin,
rue Sainte-Thérèse, n° 13.

selon la disposition organique du pouls (voy. *École de sphyg.*, vol. 2, p. 6), il nous offre une règle infaillible de santé, même à pronostiquer la guérison d'une maladie très-forte, qui autrement laisserait à craindre.

Lorsque l'étendue de la portion d'artère qui forme le pouls ne marque aucune courbure ou plissure élevée par le coup de la pulsation, comme dans l'état de santé, et que l'artère paraît une corde tendue en direction horizontale (voy. *École de sphyg.*, vol. 2, p. 6), il est inutile de s'opposer aux progrès et aux événemens de la maladie, le défaut de la courbure susdite est le vrai foyer de la mort.

Lorsque le pouls du bras droit, et celui du bras gauche, abstraction faite de la disposition organique de l'artère, ne sont pas tout-à-fait conformes (voy. *École de sphyg.*, vol. 2, p. 2), quelque petite que soit la différence qu'on remarque entre eux, on est sûr de l'impossibilité de tomber dans l'apoplexie foudroyante, dans la phthisie ou la consomption.

Lorsque le pouls soutient la pression modérée des doigts, et lui résiste (voy. *le pouls résistant, École de sphyg.*, vol. 2, p. 89), on peut soupçonner quelque mouvement extraordinaire dans les muscles par l'exercice violent.

Lorsque l'artère, quoique courbée dans un sens

de plénitude soutient avec vigueur la forte compression des doigts (voy. *le pouls dur*, *École de
sphyg.*, vol. 2, p. 92) la quantité du sang est beaucoup trop abondante. Ce pouls a lieu aussi dans
certaines convalescences, dans la vieillesse, et dans
ceux qui ont fait un long et immodéré usage du
vin et des liqueurs ardentes aromatiques. Il annonce sécheresse des membranes de l'artère, de
petites obstructions dans ses parois, plénitude
des vaisseaux capillaires et leur engorgement,
sang épais et compacte. Le pouls dur est souvent
à craindre, parce qu'il signifie un état convulsif,
une inflammation considérable, une douleur vive,
une affection spasmodique ou de grands embarras.

Lorsque l'artère semble une corde tendue, même
à faire disparaître sa courbure (voy. *le pouls tendu*,
École de sphyg., vol. 2, p. 90) cela annonce de
l'inflammation.

Lorsque les parois des artères soutiennent la
pression modérée des doigts, et qu'en même
temps on reconnaît aussi que la colonne du sang
n'est point cédante à la pression susdite (voy. *le
pouls tendu et dur*, *École de sphyg.*, vol. 2, p. 93),
on est sûr qu'il y a eu abus de vin et de liqueurs
pendant l'exercice violent, les veilles, etc., enfin
débauche en gourmandise.

Lorsqu'on reconnaît un excès de vigueur dans

4

l'impulsion du sang contre les parois des artères, et qu'il en est vigoureusement repoussé (voy. *le pouls fort, Ecole de sphyg.*, vol. 2, p. 94), l'individu ne pourra pas nier d'avoir fait des mouvemens physiques trop violens; pouls qui dénote la forte contraction musculaire du cœur, où il y a concours abondant de principe vital, une grande quantité de sang, enfin le bon état des sécrétions et de la circulation. Le pouls fort, qui est d'un heureux présage, trompe dans les apoplexies et dans les autres maladies qui supposent un commerce libre entre le cerveau et le cœur.

Lorsqu'on reconnaît une vigueur surnaturelle dans les parois de l'artère, ce qui empêche leur dilatation ordinaire, quoique l'impulsion du sang soit faite avec violence, et qu'en même temps on y découvre quelque embarras (voy. *le pouls robuste, École de sphyg.*, vol. 2, p. 95), le procédé de la digestion se fait à merveille, ce qui est dû aux ali-mens choisis, et à des occupations physiques ou morales les plus chéries.

Lorsqu'on reconnaît de la résistance à la pres-sion modérée des doigts, soit dans les parois de l'artère, soit dans la condition de l'onde courante du sang et de son impétuosité (voy. *le pouls plein, École de sphyg.*, vol. 2, p. 96), la formation du sang est très-soignée par un régime beaucoup trop convenable.

Lorsque de tous côtés, la dilatation de l'artère est plus ample, plus étendue et plus répandue qu'au naturel (voy. *le pouls grand*, *École de sphyg.*, vol. 2, p. 98), il y a de la chaleur interne; le sang alors occupe un plus grand espace, et dilate le pouls, souvent avec le caractère de supérieur; car, selon les lois physiques, tous liquides raréfiés par la chaleur montent et se répandent. A ce pouls on peut encore ajouter les causes accidentelles extérieures, telles que le boire, le manger, les bains, les médicamens chauds et les passions d'âme vives. Il indique aussi la grande quantité du sang, la force du cœur, la liberté de l'artère, le bon état de la circulation et des sécrétions.

Lorsqu'on reconnaît le diamètre de l'artère étendu au delà de l'ordinaire sans gêne, et sans obstacle, pour le mouvement naturel du sang (voy. *le pouls dilaté*, *École de sphyg.*, vol. 2, p. 99), il y a un organe beaucoup trop agissant en défaut des autres, ce qui amène le dépérissement de toute la machine.

Lorsque le coup de la pulsation élève de chaque côté l'artère pour former une légère courbure dans toute son étendue, et qu'ensuite, sans marquer le mouvement successif du sang, ce coup tombe rapidement, de façon que les parois en général se dépriment (voy. *le pouls de la totale artère*, *École de sphyg.*, vol. 2, p. 101), il y a de l'inflammation occasionée par un spasme très-fort.

Lorsqu'à cause de l'abondance du sang, la portion d'artère qui forme le pouls est remplie dans toute son étendue, de manière qu'elle prend sa figure naturelle, savoir la cylindrique (voy. *le pouls cylindrique, École de sphyg.*, vol. 2, p. 102), le procédé de la digestion ne se fait pas comme à l'ordinaire, mais avec une activité surnaturelle, ce qui produit abondamment du sang.

Lorsque la pulsation s'explique avec une élévation considérable dans sa hauteur, eu égard à sa longueur naturelle (voy. *le pouls élevé, École de sphyg.*, vol. 2, p. 103), il y a une obstruction ou un dépôt dans quelque organe. On observe ce pouls dans la colère, et dans ceux qui vont être jugés.

Lorsque la dilatation des parois de l'artère est au delà du naturel, et que ces parois sont molles, flexibles et cédantes, même à reconnaître l'onde du sang comme superficielle, sans obstacle dans son action libre et dans son élévation, où il y a la force de propulsion qui s'étend antérieurement au delà de la courbure en forme de coup oblique (voy. *le pouls externe, École de sphyg.*, vol. 2, p. 104), la matière morbifique est placée dans l'organe de la peau externe, qui est le couloir critique que la nature a choisi pour toute espèce de maladie; et dans ce cas, si on souffre en même temps quelque sensation douloureuse dans les parties internes du corps, nous pouvons être sûrs qu'elles n'auront pas une mauvaise suite. Outre les signes que ce pouls présente au médecin pour connaître la maladie et en pronostiquer l'issue, il lui fournit des indications pour placer avantageusement les remèdes : c'est une maxime reçue chez les praticiens chinois, que, lorsque le pouls est externe, facile à sentir en posant simplement le doigt, il faut faire suer le malade ; et lorsqu'il est profond et comme rentrant, il faut purger.

Lorsqu'on reconnaît qu'il n'y a point d'embarras dans la dilatation de l'artère, et que, pour la sentir, il ne faut que la toucher légèrement (voy. *le pouls superficiel, École de sphyg.*, vol. 2, p. 106), l'organe de la peau externe est très-fatigué, prêt à tout, vu le travail qu'il fait pour l'opération d'une crise cutanée, et surtout d'une efflorescence.

Lorsque les parois de l'artère se dilatent, s'étendent, sont flexibles, molles, sans aucune incitation, avec la force de propulsion libre et plutôt aisée (voy. *le pouls développé, École de sphyg.*, vol. 2, p. 107), on est certain des obstacles surmontés ; la nature a gagné la bataille. Il faut regarder ce pouls comme une condition nécessaire pour que la crise soit complète et heureuse ; il est toujours d'assez bon augure, pourvu qu'il se soutienne pendant un certain temps ; si ses pulsations sont régulières en tout, et par leurs distances, et par la force de l'artère, alors il n'annonce qu'une disposition aux évacuations en général, et non point à quelque évacuation particulière ; la préparation des humeurs qui seront la matière de l'excrétion critique, se fait dans ce temps-là ; mais l'organe par lequel l'excrétion va se faire, n'est pas déterminé. Ce pouls ne demeure pas long-temps dans cette indécision, surtout dans les maladies qui parcourent promptement leurs temps ; à peine se montre-t-il dans quelques-unes de ces maladies ; c'est dans leur milieu, ou dans leur état, qu'on l'aperçoit ordinairement. S'il arrive que les excrétions qui semblent critiques ne soient pas précédées du pouls développé, et, ce qui est encore pire, qu'elles se fassent avec le pouls d'irritation, alors il y a tout à craindre.

Lorsque la force de propulsion s'explique avec vigueur au doigt auriculaire, et qu'elle se porte par progression vers le doigt index, en dilatant par degrés les parois de l'artère (voy. *le pouls propellant, École de sphyg.*, vol. 2, p. 109), on a le vrai signal que la nature a assez de vigueur et de force pour se débarrasser des désordres et des obstacles.

Lorsque la pulsation est laborieuse, et qu'on reconnaît la force de propulsion très-impétueuse dans la partie postérieure de la courbure, tandis qu'elle tombe très-promptement dans la partie antérieure (voy. *le pouls croissant, École de sphyg.*, vol. 2, p. 109), il y a trop de vigueur dans l'organe du cœur et dans ses parties contiguës, en détriment de l'organe de la peau externe, au point d'y occasioner de la lenteur et des engorgemens.

Lorsque le coup de la pulsation agit avec un sens de bruit sous les doigts ; pouls toujours véhément, jusqu'à étendre les parois de l'artère au delà du naturel, et de les élever à une courbure extraordinaire (voy. *le pouls bruyant, École de sphyg.*, vol. 2, p. 110), la circulation du sang est interrompue par la compression de quelque organe, occasionée par une chute, ou par un coup de maladresse.

Lorsque, par la pression modérée des doigts, on observe que l'artère s'efforce de se dilater, surtout dans la portion antérieure de la courbure, où elle a la figure ovale, qu'on reconnaît en même temps dans l'organe de la peau externe un sens d'épaisseur et de farcissure, ce qui prouve qu'il y a dépôt de matière morbifique accidentelle, qui a rétrogradé, et qui est en séjour dans la substance cellulaire de cet organe, pouls qui approche du dicrote, et annonce les hémorrhagies (voy. *le pouls rebondissant, École de sphyg.*, vol. 2, p. 112), l'organe de la peau externe et celui du cœur avec ses parties contiguës sont en état de spasme, ce qui forme une compression au mouvement du sang, occasione son débordement, et par-là des hémorrhagies.

Lorsque les parois de l'artère se resserrent plus qu'au naturel, ce qui forme le pouls presque interne, avec des pulsations embrouillées ou gênées, surtout pour étendre les parois susdites, et de manière que le sommet de la courbure s'explique moins superficiel qu'à l'ordinaire (voy. *le pouls embarrassé*, *École de syphyg.*, vol. 2, p. 112), il y a un organe beaucoup trop agissant en détriment de l'universalité des autres, et au point d'occasioner de la lenteur dans leurs fluides, et former ainsi des obstacles à la circulation du sang.

Lorsque le pouls est plus raccourci, plus mou et plus étroit qu'au naturel, la pulsation ordinaire du sang plus courte et moins étendue, la courbure obtuse avec la forme d'un cône ou d'une pointe (voy. *le pouls pyriforme*, *École de sphyg.*, vol. 2, p. 113), les organes de la cavité de la poitrine sont affectés de rhume, au point de les faire passer à l'état de spasme, et même de suspendre leurs fonctions.

Lorsqu'on reconnaît un sens de fluidité dans la partie antérieure de la courbure, où la pulsation est plus allongée qu'au naturel, et qu'on distingue dans l'onde du sang des petits corps arrondis, ou des parties interrompues (voy. *le pouls moniliforme*, *École de sphyg.*, vol. 2, p. 112), il y a disposition aux hémorrhagies par un excès de chaleur dans le sang ; car il peut passer au delà de l'ordinaire par des vases en état de santé impénétrables, comme il arrive, selon les lois physiques, que, par la chaleur, les solides deviennent cédans aux fluides par le même motif raréfiés.

Lorsque la pulsation s'achève avec une espèce de mollesse, à l'instant qu'elle donne le coup, et qu'elle s'étend au delà de la portion antérieure de la courbure, ce qui rend le pouls plus allongé qu'à l'ordinaire, surtout à motif que les parois de l'artère sont flexibles et cédantes, de manière à faire expliquer le caractère de pouls inciduus et déclarer ainsi défaut d'incitabilité de la matière morbifique, lorsqu'elle est à l'époque d'achever son procédé de maturation. En outre, lorsqu'à ces modifications se joint une irrégularité, dans laquelle quelques pulsations s'élevent au-dessus des pulsations ordinaires, et vont en augmentant jusqu'à la dernière, qui se fait distinguer par une dilatation, et en même temps une souplesse plus marquée que dans les autres pulsations (voy. *le pouls inciduus*, *École de sphyg.*, vol. 2, p. 116), il faut toujours attendre une sueur fort utile, et c'est le résultat du procédé de maturation de quelque matière morbifique.

Lorsqu'on reconnaît un sens de fluidité ou de mollesse non naturelle au delà de la courbure, vers la continuation antérieure de l'artère qui paraît plus allongée, de manière que la hauteur de la pulsation diminue en proportion que la longueur augmente (voy. *le pouls fluide*, *École de sphyg.*, vol. 2, p. 117), le couloir critique, pour que la nature puisse se débarrasser de quelque matière morbifique que ce soit, est établi; mais il peut l'être de deux manières : ou avec le pouls propellant, et par conséquent très-avantageux, ou avec le pouls répellant, qui est une marque de dépérissement de la machine.

Lorsque la colonne du sang cède à la pression modérée des doigts (voy. *le pouls cédant*, *École de sphyg.*, vol. 2, p. 118), le procédé de la digestion est en désordre; par conséquent ses produits sont de peu de considération, entre autres celui du sang, et celui du principe vital.

Lorsque l'artère est semblable à une bulle, et n'a point la résistance naturelle à la pression modérée des doigts, ce qui provient et des parois de l'artère, et de la condition de l'onde courante du sang, et de son impétuosité, et lorsque les doigts posés sur l'artère ne sentent rien au milieu, et sentent aux deux côtés comme des bourlets, de même que si on posait le doigt sur le trou d'une flûte (voy. *le pouls vide*, *École de sphyg.*, vol. 2,

p. 120), l'estomac est dépourvu de vitalité, au point d'y suspendre l'opération de la digestion, de manière que ses produits manquent de leur qualité, et surtout de leur quantité.

Lorsque l'étendue de la pulsation est plus longue que dans le pouls naturel, par rapport à son élévation ordinaire (voy. *le pouls allongé , École de sphyg.*, vol. 2, p. 121), la digestion des alimens est tellement en désordre, que la consistance dans les fluides, et la vigueur dans les solides sont en défaut, au point que les premiers pourront passer dans des vases en état de santé impénétrables. Ce pouls, je l'ai observé très-fréquemment dans les convalescens exténués.

Lorsqu'on reconnaît une pointe qui achève la plus grande hauteur de la courbure, ce qui est propre au pouls externe et mou, avec l'étendue de la pulsation plus élevée qu'au naturel, et en même temps du pouls supérieur, à cause que la force propellante, ayant surmonté les obstacles, agit avec aisance (voy. *le pouls aigu , École de sphyg.*, vol. 2, p. 122), l'organe de la peau externe est presque dépouillé de la matière morbifique, occasionée par le froid pris faute de précaution, ou surtout par le venin de quelque efflorescence, à motif que le procédé de maturation est presque achevé, et les couloirs critiques établis ou par la sueur, ou par des efflorescences.

Lorsque le sommet de la courbure est plus élargi qu'au naturel, avec les parois de l'artère molles et cédantes dans leur étendue, même à rendre la pulsation un peu fluide (voy. *le pouls obtus, École de sphyg.*, vol. 2, p. 123), l'organe de la peau externe est presque entièrement débarrassé de la matière morbifique, occasionée par le froid pris faute de précaution ; si en même temps ce pouls annonce le caractère de supérieur, il marque l'expectoration très-prochaine.

Lorsque l'étendue de la pulsation est plus raccourcie que dans le pouls naturel, eu égard à son élévation (voy. *le pouls court, École de sphyg.*, vol. 2, p. 125), l'organe de la peau externe est en état de spasme par l'incitation du froid pris faute de précaution, ou, bien rarement, par le séjour de quelque matière morbifique, ce qui cause de la lenteur dans ses fluides d'entretien, et conséquemment des dépôts.

Lorsqu'au lieu de la force de propulsion qui doit jeter l'onde du sang comme à l'ordinaire, on observe qu'elle rétrograde du doigt index jusqu'à l'auriculaire, et que les parois de l'artère se resserrent en même temps par progression, au point de faire disparaître l'élévation de la courbure (voy. *le pouls répellant, École de sphyg.*, vol. 2, p. 126), le défaut de vitalité est au point que les

solides manquent de force pour soutenir le mouvement des fluides.

Lorsqu'on reconnaît affaiblie la force du sang
qui doit secouer les parois de l'artère, et que
celles-ci manquent de vigueur pour le repousser
(voy. *le pouls faible*, *École de sphyg.*, vol. 2,
p. 127), la vigueur indispensable à la conservation
du corps humain est diminuée, de manière que
toutes les fonctions naturelles sont retardées, et
particulièrement celle de la digestion. Ce pouls
est directement contraire au fort, c'est-à-dire, il
dénote contraction faible du cœur, peu d'influx
de principe vital, petite quantité de sang, mauvais état de la circulation et des sécrétions.

Lorsque la pulsation a une considérable diminution dans sa hauteur autant que dans sa longueur (voy. *le pouls petit*, *Ecole de sphyg.*, vol. 2,
p. 129), la quantité du sang indispensable à la
conservation du corps humain est en défaut, soit
par des hémorrhagies, soit par l'abus des saignées.
Ce pouls dénote faiblesse du cœur, mauvais état
de la circulation et des sécrétions, gêne de l'artère.
Le pouls petit est un signe très-équivoque de faiblesse ; cette idée peut induire dans bien des er-
reurs. J'ai vu souvent périr des malades réputés
faibles, et traités en conséquence par les cordiaux,
les spiritueux, parce que le médecin ignorait
qu'au commencement des maladies et dans d'au-

tres cas le pouls est souvent profond, petit, sans être faible.

Lorsque le diamètre de l'artère ne s'étend pas comme à l'ordinaire, et qu'elle cède à la compression des doigts, quoique modérée (voy. *le pouls faible et petit, École de sphyg.*, vol. 2, p. 230), l'opération de la digestion est presque interrompue, de façon que ses produits sont de peu de considération, entre autres le principe vital, dont on obtient la faculté agissante pour les fonctions animales et naturelles.

Lorsque l'artère est moins dilatée qu'à l'ordinaire, et qu'en même temps on observe de l'irritabilité et de la vigueur surnaturelle dans ses parois (voy. *le pouls étroit, École de sphyg.*, vol. 2, p. 131), il faut saigner, quoique le sang ne soit pas trop abondant, parce qu'il agit avec gêne, par le spasme de l'organe de la peau externe occasioné par le froid pris faute de précaution, ou par quelque autre obstacle.

Lorsque le pouls s'approche des caractères de l'exigu, tandis qu'il est petit, faible, et qu'en même temps le coup de la pulsation s'explique intérieurement sans battre les parois de l'artère (voy. *le pouls grêle ou ténu, École de sphyg.*, vol. 2, p. 133), l'organe de la peau externe est dans un spasme fort opiniâtre, occasioné par le froid pris faute de précaution, en sorte que l'estomac manque de la vitalité indispensable à son entretien.

Lorsqu'on ne découvre le pouls qu'en pressant ou en poussant un peu fort l'artère (voy. *le pouls profond*, *École de sphyg*, vol. 2, p. 134), l'organe de la peau externe a de la lenteur dans ses fluides d'entretien, au point de former des obstacles ; cela provient du défaut de vitalité dérobée par un autre organe beaucoup trop agissant.

Pulsations avec fréquence au-dessous du naturel.

Lorsque les parois de l'artère cèdent à la pression modérée des doigts, et s'étendent de nouveau avec un peu de vigueur, mais plus lentement que lorsque le pouls est naturel (voy. *le pouls mou*, *École de sphyg.*, vol. 2, p. 135), une chaleur surnaturelle et le défaut d'incitabilité sont la suite du procédé achevé de maturation de quelque matière morbifique que ce soit. Quantité d'observations prouvent que le pouls modérément mou à la fin des maladies, est, dans certains cas, un signe très - favorable ; dans certains autres, funeste, parce qu'il marque exténuation, relâchement mortel, et enfin un épuisement absolu de forces. Le pouls mou est directement contraire au dur ; il trompe dans la péripneumonie aiguë ; il annonce vide des artères, défaut d'obstruction dans ses parois, sang très-fluide et non épais.

Lorsque le temps qui est nécessaire pour accomplir une pulsation est plus long qu'au naturel (voy. *le pouls tardif*, *École de sphyg.*, vol. 2, p. 136), le sang a de l'épaississement, occasioné par la lenteur de son mouvement, à cause que le principe vital indispensable à cet objet a été dérobé par quelque organe beaucoup trop agissant.

Lorsque, dans un temps déterminé, le nombre des pulsations est fort diminué (voy. *le pouls rare*, *École de sphyg.*, vol. 2, p. 138), la lenteur dans ses fluides est au point de les corrompre, de les dissoudre, et d'amener l'hydropisie. Quelque organe est agissant au delà de l'ordinaire, au point de dérober le principal de ceux établis pour l'entretien du mouvement du sang. Le pouls rare indique l'obstruction du cerveau, défaut d'esprits animaux, et engorgement des artères coronaires provenant de calculs, de polypes, de sérosité coagulée, etc. Ce pouls dénote contraction du cœur peu fréquente, lenteur dans le principe vital, circulation du sang souvent libre et régulière, cours aisé des humeurs; mais si le pouls est rare par faiblesse, il est mauvais et dangereux.

Lorsque les pulsations ont de l'une à l'autre un intervalle plus long que dans l'état naturel, et un achèvement plus laborieux (voy. *le pouls tardif et rare*, *École de sphyg.*, vol. 2, p. 139), on s'aperçoit d'une lenteur de considération dans le mouvement du sang, même au point de le rendre épais , et comme paresseux; quelque organe est beaucoup agissant, de manière à dérober le principe vital de ceux établis pour l'entretien de la circulation du sang.

Lorsque la pulsation est suspendue au point d'être raccourcie, avec la courbure plus élargie, et plus élevée qu'au naturel (voy. *le pouls tardif et suspendu, École de sphyg.*, vol. 2 , p. 140), les organes vitaux sont en état de spasme par l'irritation de quelque affection morale.

Lorsqu'un nombre de pulsations de suite ne s'accomplit pas (voy. *le pouls suspendu , École de sphyg.*, vol. 2 , p. 141), les organes vitaux sont en état de spasme par l'incitation de la terreur, du plaisir et des autres altérations morales impromptues.

Lorsqu'on observe une suspension dans les pulsations au moment qu'elles sont sur le point de s'achever, et qu'au lieu de continuer leur mouvement, elles se soutiennent en dilatant les parois de l'artère au delà de l'ordinaire, ce qui précède le caractère du pouls convulsif (voy. *le pouls dilaté et suspendu, École de sphyg.*, vol. 2 , p. 142), l'organe du cœur a une incitation très-vive, même à le faire passer à l'état de spasme, qui, dans le cas d'opiniâtreté, amène les convulsions.

5

Lorsque la pulsation s'élève avec fatigue et avec lenteur au delà du naturel (voy. *le pouls languissant, École de sphyg.*, vol. 2, p. 143), le travail de la digestion est en désordre par l'incitation de quelque substance non naturelle dans l'estomac, ce qui est de détriment à la distribution du principe vital aux autres organes.

Lorsque les pulsations sont suspendues au point de disparaître, ou de ne s'expliquer que légèrement, et qu'en même temps le pouls est petit et faible (voy. *le pouls en état de défaillance, École de sphyg.*, vol. 2, p. 145), il y a indication de syncope, ou d'accès de lipothymie, qui proviennent du spasme très-violent aux organes établis pour le séjour du sang, tandis que les autres parties du corps manquent de vitalité.

Pulsations avec fréquence au-dessus du naturel.

Lorsque le pouls a les caractères de petit, faible, interne, avec la courbure fort peu distincte, ou que le coup se soutient avec impatience, et souvent tombe perpendiculairement, ce qui fait paraître de la fréquence non naturelle (voy. *le pouls exigu, École de sphyg.*, vol. 2, p. 146), le cœur et ses gros vases contigus manquent de leur vitalité ordinaire, de même que l'estomac, au point que la digestion ne fait aucun progrès; mais au

contraire les alimens en séjour servent d'incitation surnaturelle.

Lorsque les pulsations, au lieu d'accomplir leur
étendue naturelle, recommencent avec incerti-
tude et avec impatience, ce qui les fait paraître
plus fréquentes qu'au naturel (voy. *le pouls contract, École de sphyg.*, vol. 2, p. 147), quelque
organe souffre d'une incitation très-forte, au point
de tomber dans l'état de spasme universel.

Lorsque les pulsations ne s'accomplissent pas
dans la portion antérieure de la courbure, mais,
restant incomplètes, y marquent une forte constriction qui les rend plus raccourcies qu'au naturel, et qu'en même temps elles paraissent plus
fréquentes qu'à l'ordinaire, à cause de l'impatience
qu'on y reconnaît avant qu'elles recommencent
(voy. *le pouls tronqué, École de sphyg.*, vol. 2,
p. 147), il y a la croûte du lait, des herpes, ou
le froid pris faute de précaution, qui forment de
la lenteur dans l'organe de la peau externe, et
servent d'incitation pour le tenir dans l'état de
spasme.

Lorsque la dilatation des parois de l'artère est
plus petite, plus serrée qu'au naturel, et en même
temps paraît un peu irritée, parce qu'elle est oppressée, au point de ne pouvoir agir librement
dans la force de propulsion de l'onde du sang,
qui semble rétrograder, de manière que la portion

natérieure de la courbure paraît plus raccourcie,
en raison de la constriction qui s'y fait plus promptement, et même avant que la colonne du sang
ait achevé son passage ordinaire, ce qui rend le
pouls plus fréquent qu'au naturel (voy. *le pouls
interne, École de sphyg.*, vol. 2, p. 149), la matière morbifique est placée dans l'organe de la
peau interne; et si en même temps on souffre de
quelque affection externe, nous pouvons être certains qu'elles n'auront pas de mauvaise suite.

Lorsque l'espace entre l'achèvement d'une pulsation et le début de la suivante est plus court
qu'à l'ordinaire, et momentané, et que, pendant
que l'élévation de la courbure se fait lentement
et avec fatigue, elle tombe très-promptement, ce
qui provient de la soumission qui fait souffrir au
pouls l'organe de la peau externe, auquel il faut
qu'il cède, pour ainsi dire, avec humilité (voy. *le
pouls humilié, École de sphyg.*, vol. 2, p. 151),
c'est un coup d'air pris faute de précaution, qui
occasione un spasme très-violent dans l'organe
de la peau externe, au point que les fluides d'entretien perdent leur mouvement, et forment des
obstacles.

Lorsque le sommet de la courbure forme un
plan assez large, souvent un peu tendu, à l'instar
d'opercule ou de couvercle, et qu'en même temps
les pulsations sont plus fréquentes qu'au naturel

(voy. *le pouls operculaire*, *École de sphyg.*, vol. 2,
p. 152), il y a le séjour dans l'organe de la peau
externe de la croûte de lait, des herpes, ou du venin de quelque efflorescence, qui y conservent un
spasme très-léger.

Lorsqu'on reconnaît que les pulsations sont
plus petites par progression vers la partie postérieure de la courbure, même à faire disparaître le
coup du sommet, tandis que le pouls est petit,
un peu fréquent, interne, faible et souvent fluide
(voy. *le pouls diminué ou descendant*, *École de
sphyg.*, vol. 2, p. 153), il y a de la matière morbifique dans l'estomac, au point d'y empêcher les
fonctions naturelles, avec un détriment sensible
dans les autres organes.

Lorsque le pouls a quelque caractère non naturel, savoir que le mouvement du sang se soutient avec impatience, ou avec fatigue, ce qui ne
provient d'autre chose que des efforts que la nature fait pour surmonter les obstacles, lorsqu'elle
ne peut pas se soutenir par défaut de vigueur, ni
achever la pulsation, mais qu'elle est forcée d'en
recommencer une autre, ce qui fait paraître de la
fréquence au delà du naturel, laquelle, parmi les
amateurs de médecine, est toujours considérée pour
le principal indice de la fièvre (voy. *le pouls
fébrile*, *École de sphyg.*, vol. 2, p. 154), il y a
certainement du désordre plus ou moins con-

sidérable dans quelque organe du corps humain.

Lorsque le pouls est plus fréquent qu'au naturel, interne, avec un sens de vide laissé dans la portion antérieure de la courbure de l'artère, surtout au moment que la pulsation descend, et immédiatement après qu'elle a achevé un coup contre les parois du sommet de la courbure (voy. *le pouls vain, École de sphyg.*, vol. 2, p. 155), il annonce des vides ou des flatuosités dans l'estomac, ou dans les intestins, occasionées par la chaleur surnaturelle qui se développe dans le cas des digestions imparfaites, pendant qu'on souffre des affections morales.

Lorsque les pulsations paraissent plus nombreuses que dans l'état naturel, savoir, qu'elles ne s'achèvent pas, mais qu'au contraire elles recommencent avec impatience, en sorte que la courbure disparaît presque entièrement (voy. *le pouls crèbre, École de sphyg.*, vol. 2., p. 156), ce pouls est fort important, car il annonce des désordres de considération occasionés par une incitation très-vive, très-douloureuse, et surtout si elle est opiniâtre.

Lorsque dans l'ordre régulier des pulsations on reconnaît de l'impatience dans leur achèvement, sans qu'elles donnent de la fréquence au delà du naturel (voy. *le pouls d'incitation, École de sphyg.*, vol. 2, p. 158), il y a sûrement une incitation fort douloureuse, savoir, une plaie faite dans quelque organe très-sensible, une passion vive, de la peur, du chagrin, de la joie, une surprise quelconque ; choses qui produisent des effets à peu près semblables. Ce pouls n'est, pour ainsi dire, que l'appareil de tous les symptômes essentiels, dans lesquels toutes les forces du corps se concentrent et se rassemblent ; il est marqué par un état de spasme et d'irritation ; il est toujours fréquent, étroit, convulsif, non critique, dur et précipité. Le pouls d'irritation n'est point un mauvais signe au commencement des maladies ; c'est un caractère essentiel ; mais il ne doit pas durer long-temps ; tant qu'il persiste, il ne se fait aucune excrétion salutaire ; il accompagne la maladie jusqu'à la fin, quand elle a une issue peu favorable, ou qu'elle laisse après elle des convalescences pénibles. Il est entretenu dans cet état par la gravité de la maladie, la variété, la violence et l'anomalie des symptômes, et plus souvent encore par l'inopportunité des remèdes. Il y a souvent avec le pouls d'irritation des évacuations de toute espèce, quelquefois même fort abondantes ; ce sont des excrétions faites sans coction, c'est-à-dire par expression, par la convulsion des organes. Il est fort rare qu'elles puissent être salutaires ; il n'y a pas de plus grand objet d'attention pour les praticiens que de ne pas les

confondre avec les excrétions critiques, précédées
et accompagnées du pouls qui leur est propre.

Lorsque la pulsation paraît plus fréquente
qu'au naturel, à cause de la rapidité qu'on observe à la fin de la constriction et de la dilatation
de l'artère qui s'étend au delà de l'ordinaire,
même de marquer un peu de tension dans sa plus
haute dilatation ; ce qui donne à ce pouls presque le caractère d'externe, qui a quelquefois la
pulsation tronquée ; et lorsque avec tout cela on
reconnaît de l'impatience dans ses coups, qui semblent déplacéset jetés en dehors de côté et d'autre
(voy. *le pouls vibratile*, *École de sphyg.*, vol. 2,
p. 159), le procédé de maturation de la matière
morbifique, dans quelque organe que ce soit, est
à l'époque du frottement très-violent.

Lorsque les pulsations sont plus fréquentes
qu'au naturel, pouls que les amateurs ignorans
de la sphygmique appellent fébrile, car ils pla-
cent toujours la fièvre dans sa fréquence surnaturelle, tandis qu'elle ne provient que d'une opération avec effort plus ou moins violent que la
machine du corps humain fait pour se délivrer
de quelque produit non naturel (voy. *le pouls
fréquent*, *École de sphyg.*, vol. 2, p. 160), il y a
incitation extraordinaire dans quelque organe,
au point de le fatiguer ou de le faire travailler
avec effort, par exemple, pression d'alimens dans

l'estomac, l'enfant dans la matrice, besoin d'évacuer, exercice violent dans les muscles, etc. La
fréquence du pouls varie encore beaucoup suivant la taille. Les personnes grandes ont le pouls
plus rare que les petites ; dans les corps de six
pieds on n'a compté que soixante pulsations dans
une minute, soixante-dix dans ceux de cinq pieds,
quatre-vingt-dix dans ceux de quatre, et cent dans
ceux qui n'avaient que deux pieds. Les égards
qu'on pourrait avoir à la taille du sujet en tâtant
le pouls seraient de ne pas s'effrayer d'un pouls
lent dans un grand homme, et d'un pouls un peu
vite dans un petit, parce que la vitesse du pouls
est pour l'ordinaire en raison inverse de la grandeur ; dans l'homme adulte, le pouls naturel bat
quatre fois dans l'intervalle de chaque respiration
du médecin qui l'examine. Cette même mesure
ne pourrait pas s'appliquer sans inconvénient,
et au pouls du jeune enfant, et à celui du vieillard décrépit ; aussi les médecins chinois ont décidé que le pouls des enfans depuis trois à cinq
ans doit battre huit fois pendant l'espace entier
d'une respiration, s'ils sont en bonne santé ; si le
pouls bat neuf fois, ils ont quelque mal à l'intérieur ; et leur maladie est très-dangereuse, si les
battemens vont jusqu'à dix ou douze, et surtout
s'il s'y joint de l'irrégularité. Dans un vieillard, le
pouls est naturellement assez lent et assez faible,

il ne bat que deux ou trois fois entre chaque
respiration : si le contraire arrive, c'est maladie.
Cependant il se trouve quelquefois des vieillards
dont le pouls est fort et assez vite, mais en même
temps ferme et non sautillant; c'est un pouls naturel, signe d'un tempérament très-robuste. Mais
quand, dans un vieillard, le pouls se trouve fort
vite, mais en même temps sautillant et comme
inquiet, tout ce qui reste de force à cet homme
est en dehors; il n'en a plus au-dedans, il n'ira pas
plus loin. L'excès de vitesse dans le pouls indique
un excès de chaleur : elle est modérée, si le pouls
bat six fois dans un adulte pendant une respiration; elle est très-considérable, s'il bat sept; le danger est fort grand, s'il bat jusqu'à huit fois, et le
malade expire, s'il y a un plus grand nombre de
battemens. La lenteur est un signe de froid; à mesure qu'elle augmente, elle dénote un froid plus
grand et un danger plus pressant, au point que, si
pendant deux respirations le pouls ne bat qu'une
fois, la mort est prochaine. Cinquante pulsations
égales et sans intermittences sont un signe de santé;
si le pouls s'arrête avant d'avoir battu cinquante
fois, il n'est plus naturel; il indique une maladie
d'autant plus grave, que le nombre des battemens
après lesquels il s'arrête est plus petit. Si au bout
de cinquante battemens le pouls s'arrête, un des
cinq principaux viscères est gâté; le malade ne doit

pas passer quatre ans ; si c'est après trente, la mort
survient après trois ans, et l'intermittence à chaque
vingtième annonce la mort dans deux ans ; l'intermittence plus fréquente dénote un danger plus
pressant, et une mort plus prompte. On peut assurer en général qu'un viscère est sain , lorsque son
pouls a au moins quarante-cinq battemens consé-
cutifs sans une interruption considérable. Si le
pouls du carpe gauche ou du cœur, après ces quarante-cinq battemens égaux, cesse ou change peu
de temps, il n'y a pas grand danger ; si le pouls,
après avoir battu trente-une fois, se plonge et
tarde notablement à revenir comme auparavant,
le malade mourra la saison suivante.

Lorsque le pouls est fluide, mou, non résistant,
avec la courbure obtuse et peu élevée, et que les
pulsations soient plus fréquentes qu'au naturel ,
ce qui annonce la fin du combat où la nature
doit vaincre où succomber (voy. *le pouls critique* ,
École de sphyg., vol. 2, p. 161), le procédé de
maturation de la matière morbifique , quelle
qu'elle soit, est achevé, ou avantageusement ou
non ; c'est au sphygmique à pronostiquer. Le
pouls critique est toujours accompagné et pré-
cédé du pouls développé ; il emporte et fait
cesser son indifférentisme ; il n'est proprement
que ce pouls auquel la modification critique
est sur-ajoutée. Ce pouls paraît sur la fin des ma-

ladies; sa présence indique la victoire de la nature, et la déroute des ennemis, pour me servir
des termes allégoriques, mais expressifs, des anciens; il manifeste à l'observateur éclairé le couloir que la nature affecte, qu'elle choisit pour
l'excrétion des mauvaises humeurs. Lorsque le
pouls qui a été convulsif, et non critique pendant les premiers temps d'une maladie, devient
développé ou critique, c'est toujours, ou presque
toujours un fort bon signe. Toute sorte d'excrétions est une crise. On appelle crise tout changement qui arrive à une maladie. On dit aussi qu'il
y a crise dans une maladie, lorsqu'elle augmente
ou diminue considérablement, lorsqu'elle dégé-
nère en une autre maladie, ou bien qu'elle cesse
entièrement; la crise est un changement de la
maladie en mieux ou en pire; c'est ce qui a fait que
bien des auteurs ont regardé la crise comme une
sorte de combat entre la nature et la maladie;
combat dans lequel la nature peut vaincre ou
succomber; ils ont même avancé que la mort
peut, à certains égards, être regardée comme la
crise d'une maladie. Dans les crises, la nature ne
travaille qu'à se délivrer de l'embarras qui l'af-
flige; son action se répand quelquefois sur plusieurs organes ensemble; quelquefois elle se ras-
semble sur un seul; souvent elle semble errer ou
revenir de l'un à l'autre... La crise qui se prépare

est plus ou moins laborieuse ; les accidens , les phénomènes qui s'y joignent sont plus ou moins irréguliers, plus ou moins tumultueux : le pouls est une espèce d'écho qui répète tous ces tons, tous ces mouvemens de la crise ; sa voix appelle l'art au secours de la nature, il lui assigne le quartier où elle a besoin de son aide ; il lui marque même le service qu'il attend de son zèle. Enfin un remède produit toujours un bon effet sur le pouls, lorsqu'il le développe et le rend excréteur, ou qu'il rend simple et critique un pouls qui était compliqué et non critique : au contraire, l'effet du remède est fâcheux quand il rend convulsif et non critique un pouls qui était critique et développé. L'événement des maladies dans lesquelles on observe le pouls compliqué est très-douteux : on peut juger s'il sera favorable ou fâcheux, suivant que les pouls critique ou non critique prévalent plus ou moins l'un sur l'autre ; lorsque le pouls d'irritation prend le dessus, on ne doit attendre aucune évacuation critique salutaire ; s'il s'en fait quelqu'une, elle est ordinairement mauvaise. Si deux pouls excréteurs sont mêlés l'un avec l'autre pendant tout le cours des redoublemens, et qu'ils paraissent à peu près également décidés, c'est une marque que la crise se fera à peu près en même temps par deux endroits ; il faut donc attendre ces deux espèces d'évacuations, ou pour le quatrième jour, ou pour le septième, selon que les deux pouls ont paru dans les commencemens plus ou moins évidens, et soutenus plus ou moins constamment. Mais, comme il est assez rare que deux pouls excréteurs aient autant de force l'un que l'autre, il arrive que l'un l'emporte sur l'autre, au moins pour un temps; et l'excrétion qui annonce le pouls plus fort et plus constant que l'autre arrive avant celle qui est annoncée par le moins fort et le moins constant; bien entendu que cet ordre ne soit point troublé par quelque révolution extraordinaire : c'est ainsi que de deux douleurs survenues en même temps, et non en même lieu, la plus forte fait évanouir la plus faible. Or, ce degré supérieur de force dans un pouls, qui fait cesser pour un temps considérable l'effet de l'autre, se trouve le plus souvent dans celui qui s'est montré le premier, surtout s'il a été seul pendant un jour ou environ; cependant celui qui lui succède devient quelquefois plus fort, et empêche ou retarde au moins la crise du premier : c'est un effet que produisent ordinairement les purgatifs placés dans le temps où le pouls est tout à la fois pectoral et intestinal; ces remèdes déterminent alors la crise par les intestins : mais celle de la poitrine n'en est presque jamais que différée; il est même fort commun d'observer que, lorsque les forces se trouvent trop

affaiblies par le trop grand effet ou l'inopportunité des purgatifs, la crise par les crachats a de
la peine à s'établir en son temps : elle se fait lentement, difficilement, ou, qui pis est, la poitrine
tombe dans un état de suppuration.

Lorsque la pulsation s'explique avec vigueur,
avec vélocité, et avec une impétuosité extraordinaire contre les parois des artères (voy. *le pouls
véhément, École de sphyg.*, vol. 2, p. 162), le
cœur et ses gros vases contigus souffrent de quelque incitation très-violente.

Lorsque, d'une pulsation à l'autre, l'intervalle
est plus court qu'au naturel (voy. *le pouls vite,
École de sphyg.*, vol. 2, p. 164), ce pouls prouve
le défaut de la quantité ordinaire du sang, occasionée ou par l'abus des saignées, ou par les hémorrhagies.

Lorsqu'on reconnaît une espèce de célérité à
l'instant que la pulsation doit achever la courbure, et ne l'achève pas, et ne dilate pas même les
parois de l'artère selon l'ordinaire; mais, qu'au
contraire, d'autres pulsations recommencent tout
à l'heure, de manière qu'elles paraissent plus nombreuses qu'au naturel, très-rapprochées l'une de
l'autre et incomplètes, au point qu'on ne peut pas
les distinguer (voy. *le pouls accéléré, École de
sphyg.*, vol. 2, p. 166), les organes vitaux travaillent avec véhémence, sont très-agissans, vu le

consentement général des solides qui les composent, avec ceux des organes affectés par quelque incitation extraordinaire, soit morale, par exemple, la terreur ou une chose impromptue, soit physique, comme serait l'exercice violent.

Pulsations avec fréquence irrégulière.

Lorsqu'on reconnaît une dilatation surnaturelle qui résiste à la pression modérée des doigts, avec des pulsations plus fréquentes qu'au naturel et incomplètes (voy. *le pouls gonflé, École de sphyg.*, vol. 2, p. 167), le procédé de maturation d'une matière morbifique en séjour dans quelque organe est fort agissant, et à l'époque du frottement très-violent, ce qui fait développer de la chaleur surnaturelle.

Lorsque le coup de la pulsation dans le sommet de la courbure varie, ou en avant, ou en arrière de sa place ordinaire, et qu'en même temps le pouls est petit et faible (voy. *le pouls réciproque, École de sphyg.*, vol. 2, p. 169), le principe vital destiné à la conservation du corps humain est presque tout dérobé pour secourir un organe vivement incité et tourmenté.

Lorsque la dilatation et la constriction de l'artère ne sont pas dans l'ordre naturel, c'est-à-dire qu'elles ne sont point d'accord, ce qui provient de

la vigueur dans l'onde du sang non proportionnée
à sa hauteur, et le coup du sommet de la courbure
tombe en direction perpendiculaire sans force
propellante, mais plutôt en rétrogradant (voy. *le
pouls perpendiculaire*, *École de sphyg.*, vol. 2,
p. 170), une incitation douloureuse et opiniâtre
dans quelque organe a consommé le principe
vital chargé de pourvoir à tous les autres, et au
point de causer au corps humain des dommages
fort dangereux.

Lorsqu'on reconnaît que l'onde du sang agit
avec vigueur et avec impétuosité contre les parois
des artères, et qu'elle est repoussée avec violence
par les mêmes, qui, par conséquent, s'étendent
au delà de l'ordinaire, avec un peu d'irrégularité,
à cause des efforts que font les organes du cœur
et de ses gros vases contigus, efforts qui ne soutiennent pas leur première véhémence et vigueur,
mais relèvent le pouls seulement par intervalle
(voy. *le pouls fort et véhément*, *École de sphyg.*,
vol. 2, p. 171), les organes vitaux sont fort agis-
sans, vu le consentement général des solides qui
les composent avec ceux des organes incités par
l'exercice violent, par la terreur, par le poids ex-
cessif des alimens, et de l'enfant dans les derniers
mois de la grossesse.

Lorsque le diamètre de l'artère devient par progression plus étroit vers la partie postérieure de

la courbure en forme de queue de souris, tandis
que le pouls est fort petit, faible, cédant, de manière à n'en distinguer presque point le coup, qui
se fait avec impatience, avec rapidité et avec irrégularité, ce qui fait paraître plus de fréquence
qu'à l'ordinaire, avec un sens de fluidité dans le
prolongement de la pulsation (voy. *le pouls myure,
École de spyhg.*, vol. 2, p. 172), l'opération de
la digestion est presque entièrement interrompue
par une souffrance forte et opiniâtre dans l'organe,
où il y a le procédé de maturation de la matière
morbifique. Ce pouls répand quelquefois de vaines
alarmes, et c'est surtout lorsque les pulsations
conservent de la force et de la grandeur.

Lorsqu'on reconnaît un mouvement graduel et
progressif dans l'onde du sang sans aucune incitation, c'est que l'artère ne se resserre point en
même temps dans toute son étendue; mais cela
commence dans une portion particulière, puis
dans une autre, ensuite dans une troisième, et
enfin dans la quatrième, de façon que son mouvement n'est jamais interrompu; et les pulsations
imitent les ondes d'un fleuve qui se succèdent ré-
gulièrement les unes aux autres. Ce pouls paraît
plutôt une dilatation de l'artère, qui se fait en
deux fois, mais avec une aisance, une mollesse
et une douce force d'oscillation, qui ne nous per-
mettent pas de confondre cette espèce de pouls avec

les autres. Les parois sont molles, cédantes et un peu élevées, de manière à donner le caractère du pouls inciduus ou fluido-allongé (voy. *le pouls ondoyant, École de sphyg.*, vol. 2, p. 174), le procédé de maturation de quelque matière morbifique est bientôt achevé; car on s'aperçoit de la fatigue laissée par une incitation surnaturelle. Ce pouls a quelque analogie avec le rebondissant. Il arrive aussi dans les maladies des parties supérieures au diaphragme, surtout dans celle du poumon. Quand le pouls ondoyant paraît, on peut prédire sûrement un sueur critique, c'est-à-dire une sueur qui soulage le malade, qui diminue la violence des symptômes, si elle ne fait pas cesser entièrement la maladie, ce qui est rare; souvent les sueurs sont symptomatiques; mais alors il y a une roideur, une tension et une sécheresse considérable dans l'artère, ainsi qu'un sautillement et une irrégularité dans les distances des pulsations: on remarque le pouls de la sueur critique dans l'éruption favorable de la rougeole, de la petite-vérole, excepté qu'il n'a pas tout-à-fait le même degré de mollesse. Les observations, qui font voir la justesse des prédictions fondées sur cet état du pouls, peuvent guider le praticien chancelant et embarrassé à distinguer une sueur symptomatique qu'il faut ou qu'on peut arrêter, d'avec une sueur critique qu'on doit favoriser, et dont le dérangement serait funeste au malade. L'état du pouls est une boussole assurée dans ce cas. On voit un exemple frappant dans les fièvres intermittentes; les sueurs qui terminent les accès ne sont point indicatoires; le pouls qui les précède n'est point critique. Combien de médecins privés de la lumière de ce flambeau peuvent suivre et seconder la nature, et donnent aveuglément des remèdes actifs, sudorifiques, inutiles ou pernicieux! Dans les derniers accès, le pouls prend manifestement un caractère critique, et annonce la fin de la maladie, d'autant plus heureuse, qu'elle est plus naturelle.

Lorsque, dans l'ordre naturel des pulsations, et dans une seule distension, on en reconnaît quelques-unes altérées, à cause de leur fréquence, et vu l'égalité et l'inégalité des intervalles avec lesquels elles se suivent, et la proportion, l'ordre, la régularité, le désordre et l'irrégularité qu'elles ont (voy. *le pouls collectif*, *École de sphyg.*, vol. 2, p. 176), il y a quelque incitation très-légère et capable de troubler par intervalle les opérations en général de tous les organes.

Lorsque les parois de l'artère sont plus serrées qu'au naturel, surtout dans la partie postérieure de la courbure, savoir dans celle qui répond au doigt annulaire, duquel par progression s'explique davantage vers le doigt auriculaire, toujours avec

des pulsations plus fréquentes, souvent irrégulières entre elles, en plénitude, en dilatation et
en force, et qui succèdent à des intervalles plus
ou moins inégaux, quelquefois si considérables,.
qu'ils forment de véritables intermittences, selon
l'espèce du pouls inférieur, et selon qu'elle se
trouve plus ou moins déclarée; espèce dans laquelle on observe assez souvent une sorte de
sautillement de l'artère, qui sert beaucoup à caractériser le pouls inférieur, toujours moins développé, moins souple, moins régulier que le
pouls supérieur (voy. *le pouls inférieur, École
de sphyg.*, vol. 2, p. 176), la matière morbifique
est placée dans les organes au-dessous de la moitié du corps humain, de manière que, si en même
temps on souffre de quelques incommodités dans
les organes au-dessus de la moitié, nous pouvons
être certains qu'elles n'auront pas de mauvaises
suites.

Lorsque les pulsations reculent au lieu de s'a-
chever, le coup est plus souvent avec une direction perpendiculaire, tandis qu'elles sont irrégulières, quelquefois suspendues, de manière que
le pouls est plus raccourci qu'au naturel, grêle,
faible, un peu fluide, presque sans courbure ou
avec une courbure momentanée (voy. *le pouls
rétrograde, École de sphyg.*, vol. 2, p. 178), le
procédé de maturation de la matière morbifique

en séjour dans quelque organe fait une consommation de principe vital au point d'amener le dépérissement dans les autres fonctions naturelles.

Lorsque le pouls est fort petit, avec la pulsation tardive, languissante, toujours irrégulière et imparfaite, n'ayant qu'une distension, ou bien avec plusieurs pulsations dont le coup se fait avec impatience, et tombe rapidement, presque perpendiculaire, et si dans le même temps on observe que le mouvement du sang paraît une fourmi lorsqu'elle se promène, et fait des efforts pour se mouvoir (voy. *le pouls formicant, École de sphyg.*, vol. 2, p. 179), le procédé de maturation de la matière morbifique, quelle qu'elle soit, travaille sans aucun avantage, car il est nuisible aux autres fonctions naturelles, au point que leurs produits sont tout à la fois insuffisans pour réparer les dépenses à un tel objet indispensables.

Lorsque le pouls imite la marche d'un ver, surtout dans le mouvement de la pulsation, qui est inégal, et avec une célérité irrégulière, pouls qui est toujours fort petit, avec la courbure presque insensible, et dont le coup ne se distingue qu'avec une grande difficulté (voy. *le pouls vermiculaire, École de sphyg.*, vol. 2, p. 180), l'incitation très-violente et opiniâtre dans quelque organe a dérobé le principe vital de l'universalité des autres au point de suspendre et d'interrompre leurs fonctions naturelles, de façon que le dépérissement du corps humain est prochain. Ce pouls précède et accompagne les mauvaises sueurs, les flueurs blanches, et les grandes évacuations sanguines et séreuses.

Lorsque l'artère semble attachée à deux points fixes qui la tiennent tendue, avec les parois résistantes à la compression des doigts, même à empêcher sa courbure ordinaire, qui disparaît soudainement, cependant on a le temps de ressentir deux ou trois coups inégaux dans la même pulsation (voy. *le pouls convulsif*, *École de sphyg.*, vol. 2, p. 181), l'incitation surnaturelle dans quelque organe est violente à pouvoir le faire passer en état de spasme, dont, vu le consentement général des solides, se ressentent tous les autres, ce qui forme une convulsion universelle.

Lorsque, dans l'ordre des pulsations régulières, il y en a quelques-unes fort petites, faibles, et presque insensibles à en compter, par exemple, une en défaut dans le nombre de quatre à dix (voy. *le pouls intercédant, subsistant et intercurrent, École de sphyg.*, vol. 2, p. 181), l'organe du cœur est en état de spasme, à motif de l'incitation formée par le séjour de quelque matière morbifique. Ce pouls se rencontre aussi dans certaines péripneumonies et autres fièvres de mauvais caractère.

Lorsque l'ordre naturel des pulsations est interrompu, et qu'entre elles il y en a de suspendues, de tremblantes, et de celles qui manquent (voy. *le pouls en défaillance et subsistant, École de sphyg.*, vol. 2, p. 182), la terreur, la crainte, ou quelques causes occasionelles impromptues ont incité les organes vitaux au point de les faire passer en état de spasme, de suspendre leurs opérations, et même d'occasioner la fracture des solides, avec le débordement des fluides, conséquemment l'apoplexie foudroyante, ou au moins les accès de paralysie.

Lorsque l'onde courante du sang achève irrégulièrement son impulsion naturelle (voy. *le pouls incomplet, École de sphyg.*, vol. 2, p. 183), une passion d'âme vive incite les organes vitaux au point de les faire passer en état de spasme, et d'interrompre leurs opérations.

Lorsqu'il y a de l'irrégularité dans l'ordre naturel de la distension, avec la constriction de l'artère, vu sa hauteur et sa vigueur (voy. *le pouls imparfait, École de sphyg.*, vol. 2, p. 185), la compression occasionée par l'hydropisie et par la tympanite, empêche et opprime le passage ordinaire du sang dans l'universalité du corps.

Lorsque, dans l'action par laquelle l'artère doit achever sa dilatation naturelle, et former le sommet de la courbure, le coup de la pulsation ré-

trograde, puis s'encourage de nouveau, et achève
la pulsation entière, mais avec la courbure élevée
moins qu'au naturel, pouls qui est souvent petit,
interne et faible (voy. *le pouls divisé, École de
sphyg.*, vol. 2, p. 186), le procédé de la digestion
est accéléré, par conséquent ses produits, entre
autres le principe vital, sont de peu de considération.

Lorsque le pouls est petit, interne, d'abord intermittent, ensuite plus vite et plus fort qu'auparavant, de manière que la pulsation qui suit l'intermittence paraît comme coupée en deux, et
que la seconde partie est plus élevée, et revient
sur l'autre, comme les chèvres qui, voulant sau-
ter, s'arrêtent, font un effort, et semblent se replier
sur elles-mêmes (voy. *le pouls caprisant, École
de sphyg.*, vol. 2, p. 187), le procédé de maturation de la matière morbifique dans quelque
organe enlève le principe vital destiné à l'entretien de tous les autres, et particulièrement de
l'estomac, où les alimens sont altérés par leur
séjour beaucoup trop long.

Lorsque les parois de l'artère sont dilatées au
delà du naturel, surtout dans la partie antérieure
de la courbure, où l'on distingue une vigueur
extraordinaire dans la pulsation, qui répond au
doigt intermédiaire, et qui, par progression, en
dilatant l'artère, s'étend au delà de la portion qui

répond au doigt index; savoir lorsque la vigueur dans la propulsion du sang fait paraître une réduplication précipitée dans les pulsations; mais dans le fond, ce n'est qu'une pulsation partagée en deux temps et en deux pulsations, tandis qu'elle est sujette à laisser de temps en temps des intervalles qui sont plus ou moins longs, ou plus ou moins fréquens, selon la nature ou le degré de la maladie, la dilatation susdite qui se fait en deux temps ou par un double effort, paraît assez comparable à l'effet d'un piston qui pousserait une liqueur dans un cylindre élastique, de manière que le second jet de la liqueur n'attende pas que le premier se soit répandu dans le vaisseau, ce qui est propre au pouls supérieur, qui provient de ce que la dilatation, qui devrait se faire naturellement en un temps, se fait en deux temps ou par deux efforts sensibles, et de ce qu'elle succède à une contraction naturelle de l'artère (voy. *le pouls supérieur, École de sphyg.*, vol. 2, p. 188), la matière morbifique est placée dans les organes au-dessus de la moitié du corps, de manière que, si en même temps on souffre de quelques incommodités dans les parties au-dessous de la moitié, nous pouvons être certains qu'elles n'auront pas de mauvaises suites.

Lorsque la pulsation s'élève en forme de triangle, dont la pointe vient frapper les doigts, et que dans

le même temps le pouls est mou, cédant, dilaté,
avec le sommet de la courbure, ou transporté vers
sa partie antérieure, ou vers sa partie postérieure,
ou aplati, et souvent un peu tendu, avec l'artère
obtuse ou tronquée dans son étendue vers la partie
antérieure, redoublée comme le pouls dicrote vers
la partie postérieure; enfin on connaît le pouls
triangulaire antérieur à ce que la plus grande
hauteur de la courbure ne surpasse pas l'étendue
de la longueur de l'artère de cette partie; si c'est
le contraire, il est triangulaire postérieur; ce pouls
prend le nom de *serré*, parce qu'il provient de
l'incitation non naturelle des parties qui couvrent
la cavité de la poitrine, savoir les muscles nommés
serrés (voy. *le pouls triangulaire ou serré*, *École
de sphyg.*, vol. 2, p. 190), les organes contenus
dans la cavité de la poitrine et son boulevart aussi,
sont en désordre par le froid pris faute de précaution.

Lorsque le pouls est faible, petit, interne, moins
fréquent et moins courbé qu'au naturel, avec une
figure triangulaire au sommet de la courbure,
pouls dont le caractère principal est dans le coup,
car il y a des pulsations où l'on en reconnaît deux;
ce pouls est appelé δικροτος, c'est-à-dire, *bis feriens*,
frappant deux fois; la pulsation semble divisée en
deux, et donne deux coups dans le même temps
où elle n'en devrait donner aucun; la seconde dis-

tension commence avant que la contraction ait été entièrement terminée (voy. *le pouls dicrote*, *École de sphyg.*, vol. 2, p. 192), quelque incitation surnaturelle et opiniâtre enlève le principe vital destiné à l'entretien de l'universalité des organes, dont les produits sont de peu de considération, et le sang principalement est en défaut de sa cohésion, au point de pouvoir passer dans des vases fort petits, et même déborder, ce qui occasione les hémorrhagies. La cause du dicrotisme provient aussi de la différente température des humeurs dans différentes portions d'artère; il arrive alors qu'il y a collection d'excrémens et beaucoup de chaleur; la première cause exige l'augmentation des contractions; l'autre la vitesse et la grandeur des distensions, de façon que ces deux mouvemens se combattent, et tâchent, s'il est permis de s'exprimer ainsi, d'empiéter l'un sur l'autre; à peine la distension est-elle commencée, que la contraction veut se faire; elle interrompt la distension; mais si la chaleur est très-forte, elle obligera la distension de recommencer, et de là les deux coups dans l'espace de temps où il devrait n'y en avoir qu'un. Lorsque les extrémités artérielles sont fortement obstruées; alors le sang, obligé de refluer, élève l'artère deux fois de suite, et fait par-là le dicrotisme.

Lorsque, dans la même pulsation, la contraction

et la distension des parois de l'artère ne sont pas naturelles, et qu'on y observe des irrégularités, savoir que la contraction est impatiente et la distension suspendue (voy. *le pouls imparcitatus*, *École de sphyg.*, vol. 2, p. 193), l'incitation de la matière morbifique en séjour dans quelque organe est au point de le faire passer en état de spasme, dont, vu le consentement général des solides, tous se ressentent.

Lorsque la pulsation est imparfaite, et qu'au lieu de s'achever, elle recommence avec la courbure antérieurement plus étendue, et qui tombe soudainement (voy. *le pouls géminé ou redoublé*, *École de sphyg.*, vol. 2, p. 194), le cœur et ses gros vases contigus ont des obstacles causés du polype ou d'autres concrétions, ce qui sert d'incitation pour enlever le principe vital destiné à l'entretien de tous les autres organes.

Lorsque le coup de la pulsation frappe sans règle un endroit non naturel (voy. *le pouls irrégulier, École de sphyg.*, vol. 2, p. 195), quelque organe travaille avec une fatigue immodérée, soit par l'exercice violent, soit pour avoir beaucoup trop mangé, soit enfin par le séjour de quelque matière morbifique, par l'abondance des humeurs, la compression et l'obstruction ou opilation des vaisseaux : tout cela peut être comparé à un homme robuste qui, chargé d'un pesant

fardeau, fait de faux pas, chancelle et marche iné-
galement. L'espèce de pouls irrégulier le plus ordinaire alors, sont quelques intermittences surtout,
et les intercurrens; ils sont produits par les efforts
de la nature robuste, qui tâche de vaincre les
obstacles; ils sont de temps en temps grands, éle-
vés, et dans cet état ils annoncent une excrétion
critique, lorsque la nature est absolument faible,
qu'elle ne peut pas commander à tous les organes
et agir sur eux; il y en a quelques-unes qui sont
sans action, qui boitent, ce qui donne lieu à l'irrégularité; mais alors le pouls est faible, petit et
lent. L'excès des pulsations fortes, grandes, sur
les pulsations faibles, petites, etc., marque l'empire de la nature sur l'abondance des humeurs,
et annonce une crise favorable. Le pouls régulier
dont les pulsations se succèdent avec une force,
une grandeur et une vitesse semblables, se soutient dans cet état, tant que la marche des esprits
est uniforme dans les nerfs, et le cours du sang
libre dans le cœur et les vaisseaux. Dès que l'action des nerfs et des organes de la circulation est
troublée, le pouls devient irrégulier, et quelquefois manque tout-à-fait, ce qui dépend de la force
des obstacles qui s'opposent au mouvement du
sang ; ils peuvent se trouver dans le cœur et au
commencement des artères et des veines, comme
les polypes, des concrétions, des ossifications, des

tumeurs, qui bouchent ou dilatent trop les pas-
sages du sang, troublent l'uniformité de son cours,
dérangent, empêchent, et interrompent même les
contractions du cœur.

Lorsque, dans l'ordre naturel des pulsations, on
en reconnaît quelques-unes qui manquent (voy. *le
pouls intermittent, École de sphyg.*, vol. 2, p. 196),
la circulation du sang est interrompue par des obstacles ou des engorgemens dans quelque organe
du bas bas-ventre, de la même façon qu'il arrive
lorsque le cœur et ses gros vases contigus sont
affectés de polypes, d'ossifications, etc. L'intermittence est un des signes les plus fâcheux; il
est plus à craindre que les pouls les plus irréguliers, mais continus. Le vertige, l'incube, l'apoplexie, les affections de la poitrine, les pleurésies,
les asthmes, les vomiques, etc., suspendent quelquefois l'action du cœur et le cours du sang, et
rendent le pouls intermittent. Les nerfs seuls agités
dans diverses parties produisent les mêmes effets:
l'intermission du pouls est fréquente dans les hy-
pocondriaques et dans les affections hystériques.
Les pouls habituellement irrégulier et intermittent, pendant la fièvre, deviennent réguliers et
réglés; ils annoncent la guérison des malades, à
proportion que les irrégularités et les intermittences reparaissent. L'intermittence est de toutes
les modifications la plus apparente, ou la plus

ordinaire dans les enfans; elle est très-fréquente
et de bien moindre conséquence que dans les
adultes. Le pouls intermittent indique les évacuations prochaines du ventre ; l'intermittent, qui
dénote la perte des forces, est très-mauvais.

Lorsque l'état de faiblesse est au point de laisser quelques pulsations suspendues (voy. *le pouls
faible et intermittent , École de sphyg.*, vol. 2 ,
p. 197), le désordre dans quelque organe est au
point d'enlever le principe vital à tous les autres,
dont leurs fonctions naturelles sont retardées,
même à favoriser des dépôts qui empêchent le
mouvement régulier du sang.

L E

MÉDECIN SPHYGMIQUE AU LIT DU MALADE.

PROCÉDÉ DANS SES PRONOSTICS RELATIVEMENT AUX POULS SIMPLES.

Je fus appelé pour visiter Mr N. N., souffrant d'une douleur fort aiguë à la tête, je lui reconnus dans le pouls les caractères suivans :

Interne. Par conséquence, le séjour de la matière morbifique était dans l'organe de la peau interne, mais dans la portion qui tapisse l'estomac, où, par son incitation surnaturelle, est rappelé le principe vital, en détriment surtout de la tête, car il a avec elle un consentement direct ; ce défaut de vitalité occasione de la lenteur dans les fluides de la tête, et conséquemment cette espèce de douleur connue sous le nom de *pesante.*

Inférieur. Le séjour de la matière morbifique était donc dans les organes placés au-dessous de la moitié inférieure du corps, parmi lesquels l'estomac est le plus facile à être attaqué, vu la parfaite harmonie qu'il a avec la tête, et par consé-

7

quence, c'est indispensablement à lui de supporter le désordre.

Suspendu. La matière morbifique en séjour dans l'estomac était le produit d'affections morales qui avaient rappelé du principe vital au delà de l'ordinaire dans les organes assujétis à ces mêmes affections, lesquels sont les vitaux établis pour l'entretien de la circulation du sang, et pourvus plus particulièrement que les autres de ce principe, raison par laquelle ils se ressentent plus facilement, et surtout le cœur, dont la vitalité en excès est au point de le faire passer en état de spasme, et de tenir suspendue l'opération qui est chargée de soutenir le mouvement du sang.

Propellant. Il y avait donc de la vigueur suffisante pour que la nature pût d'elle-même se défaire de la matière morbifique; en outre, la force de propulsion de l'onde du sang élevait une courbure ou une simple plissure dans la portion d'artère qui forme le pouls, indice certain que la maladie ne peut être aucunement dangereuse.

Cédant. Ce qui indiquait de la mollesse et de la flexibilité, occasionées dans les solides par le défaut du principe vital; sa plus grande partie était donc rappelée, et entretenue dans l'estomac par l'incitation de la matière morbifique, qui s'y trouvait, et même par l'incitation des affections morales dans les organes qui les maîtrisent.

Récapitulation des pronostics. La douleur de tête dépendait donc de la matière morbifique placée dans l'estomac, et occasionée par l'incitation de quelque affection morale.

Curation. Il fallait débarrasser l'estomac de la matière morbifique, afin de mettre un frein au transport extraordinaire du principe vital, et d'en rétablir ainsi la distribution naturelle ; car la quantité de ce principe, étant déterminée dans tous les hommes, ne peut pas en même temps satisfaire abondamment à un organe sans détriment des autres. D'après ces procédés je lui prescrivis un vomitif, dont j'obtins le résultat que je désirais, savoir le changement des caractères susdits dans les pouls, et le rétablissement de la santé.

Affections sans souffrance.

Le pouls, lorsqu'on a une crise prochaine, est *mou, ondoyant, cédant, rare, perpendiculaire, intercurrent.* Le pouls irrégulier annonce dans les maladies une terminaison en bien ou en mal. Si le pouls est irrégulier et en même temps fort, et qu'il y ait eu des signes de coction précédens, c'est un indice de crise prochaine ; dans ce cas, l'ordre constant qui dénote une tranquillité infructueuse et nuisible, est moins avantageux que l'irrégularité. L'excès des pulsations fortes, gran-

des, sur les pulsations faibles, petites, etc., marque l'empire de la nature sur l'abondance des
humeurs, et annonce le combat et la victoire,
c'est-à-dire une crise favorable; elle est prochaine
lorsque les pouls irréguliers et petits augmentent en force et en grandeur; lorsque les myures
décurtés remontent vite et considérablement, la
crise est toujours plus décisive et plus complète.
Le pouls petit, et qui paraît faible, étroit, dur,
irrégulier, intermittent, est souvent très-bon, et
victorieux.

Le pouls, lorsqu'on a une bonne crise, est *fluide,
ondoyant, élevé, propellant, allongé, obtus, irrégulier, suspendu, critique, développé.*

Le pouls, lorsqu'on a une mauvaise crise, est
*faible, répellant, formicant, caprisant, diminué,
irrégulier, perpendiculaire, court, embarrassé,
exigu, fluide.*

Le pouls, lorsqu'on a la force alliciente, est
externe, dilaté, vite, bon et naturel.

Le pouls, lorsqu'on a la force dérivante, est
externe, dilaté, bon et naturel, fluide.

Le pouls, quand on a le tempérament sanguin,
est *plein, résistant, incomplet, humilié, court, fréquent.* Les tempéramens sanguins ont évidemment
le pouls tendant à la dilatation, au redoublement,
à la force et à la régularité, qui caractérise le pouls
supérieur. Il devient plus facilement critique lors-

que les crises doivent se faire au-dessus du diaphragme, et c'est ce qui arrive le plus souvent.

Le pouls, lorsqu'on a le tempérament bilieux,
est *étroit, fréquent, contract, cédant, dur, allongé.*
Les bilieux ont le pouls fort analogue à celui des
mélancoliques.

Le pouls, lorsqu'on a le tempérament phleg-
matique, est *plein, tardif, mou, fluide.* Les phleg-
matiques ont le pouls fort analogue à celui des
mélancoliques. En examinant de près la nature
et les causes de pareilles maladies, on a lieu de
présumer qu'elles sont ordinairement composées
d'un fonds de maladie chronique, et d'une maladie aiguë entée, pour ainsi dire, sur ce fonds de
maladie chronique. D'ailleurs les divers tempéramens n'étant produits que par les dispositions
particulières des organes, et par les divers rapports d'actions qui résultent de ces dispositions,
ils peuvent la plupart être regardés comme une
espèce de maladie habituelle, surtout en y joi-
gnant les effets des excès dans lesquels les hommes ne tombent que trop souvent. Il est même
très-probable que la plupart des passions et des
goûts, principalement celui qui porte à un mauvais régime qu'on suit, et qu'on croit devoir suivre, ont leur première cause dans un désordre de
constitution; ce désordre fait ses progrès sour-
dement, et forme un établissement de maladie,

qu'il serait quelquefois dangereux de vouloir entièrement détruire.

Le pouls, lorsqu'on a le tempérament mélancolique, est *tendu, dur, suspendu, cédant, vite, dilaté, incomplet.*

Le pouls, lorsqu'on a du venin salin, est *dilaté, allongé, résistant.*

Le pouls, lorsqu'on a du venin scorbutique, est *supérieur, dilaté, cédant, mou, de la totale arbère, tardif, d'irritation.*

Le pouls, lorsqu'on a du venin pellagreux, est *résistant, allongé.*

Le pouls, lorsqu'on a du venin vénérien, est *résistant, mou, court, tronqué.*

Le pouls, lorsqu'on a du venin vénérien invétéré, est *petit, languissant, tardif, rare.*

Le pouls, lorsqu'on a du venin goutteux, est *irrégulier, tardif, mou, cédant, dilaté, plein, allongé, supérieur ou inférieur, contract.* Le pouls est toujours irrégulier, dur, profond dans les attaques de goutte bien décidée, surtout lorsque les pieds s'enflent; le pouls est différent, si la goutte est à la main; il n'est pourtant jamais bien supérieur que dans le cas où, comme on dit, la goutte remonte; en général, la nature des pouls de la goutte indique que les viscères du bas-ventre sont plus ou moins affectés dans cette maladie : il y a des attaques de goutte dans lesquelles le pouls

passe par plusieurs états qui annoncent les excrétions des différens viscères, avec lesquelles l'atta-
que finit.

Le pouls , lorsqu'on a souffert de l'impression
de l'atmosphère froide, est *court, étroit, profond,
tardif.*

Le pouls, lorsqu'on a souffert de l'impression
de l'atmosphère chaude, est *mou, dilaté, externe,
ondoyant, tardif, allongé.*

Le pouls , lorsqu'on a souffert de l'impression
de l'atmosphère sèche, est *court, interne, fréquent.*

Le pouls, lorsqu'on a souffert de l'impression
de l'atmosphère humide , est *mou, tardif.*

Le pouls, lorsqu'on a pris quelque affection
rhumatique par un coup d'air momentané, est *résistant, tardif, profond, mou.*

Le pouls, lorsqu'on a du rhume, est *dur, résistant,
dilaté, élevé, rétrograde.* Le pouls des rhumatismes
est ordinairement fort différent vers le milieu et à
la fin de la maladie, suivant que les parties affec-
tées sont au-dessus ou au-dessous du diaphragme ;
dans celle-ci, savoir, dans les douleurs aux reins,
aux cuisses, aux genoux, aux pieds, le pouls est
inférieur, irrégulier, peu rebondissant : au lieu
que, lorsque le rhumatisme est à la tête, au cou,
aux épaules, et même aux poignets, le pouls est
supérieur, à moins qu'il n'y ait quelque compli-
cation particulière, et que la douleur rhumatis-

male ne soit un symptôme de l'affection de quelque viscère.

Le pouls, lorsqu'on a le sang épaissi au delà de l'ordinaire, est *tardif, court, résistant, cylindrique, mou, plein.*

Le pouls, lorsqu'on a l'affection connue sous le nom de rhumatique inflammatoire bilieuse, est *tendu, dur, fréquent, tronqué.*

Le pouls, lorsqu'on a quelque affection récemment prise, est *languissant, élevé, obtus.*

Le pouls, lorsqu'on a les fièvres intermittentes, est *élevé, inférieur, tardif, intercurrent, court, cédant, faible, gonflé.* Le pouls a quelque chose de particulier dans ces fièvres; il reste plus ou moins compliqué, et ordinairement il tient du ventral, jusqu'à ce que la maladie soit entièrement jugée : on a vu plusieurs fièvres tierces dans lesquelles le pouls, surtout celui du côté droit, était du foie. Il est fort ordinaire de trouver, à la fin des accès de toute sorte de fièvres intermittentes, des révolutions du pouls qui indiquent quelque évacuation; mais le pouls n'est jamais si développé, si mou, si plein, si critique, en un mot, que lorsque les accès tirent à leur fin, c'est-à-dire lorsque la maladie a passé pour tous ses temps. L'usage du quinquina sagement administré ne s'oppose pas toujours à ces crises; au contraire, il sert quelquefois d'une sorte de cordial fort convenable

pour animer le pouls, et pour préparer les évacuations. Il en est une que ce remède prépare très-
efficacement; c'est l'expectoration: tout le monde
sait que le quinquina porte à la poitrine; et il est
certain qu'étant donné à petites doses, il rend
souvent le pouls évidemment pectoral, et prépare
l'évacuation des crachats.

Le pouls, lorsqu'on a le froid des fièvres intermittentes, est *petit, court, interne, fréquent, contract, dilaté, tardif.*

Le pouls, lorsqu'on a une hydropisie causée par
des fièvres intermittentes, est *petit, faible, mou,
tronqué, perpendiculaire.*

Le pouls, lorsqu'on est hydropique, est *inférieur, convulsif, intermittent, irrégulier, dur.*

Le pouls, lorsqu'on est malade de l'ascite, est
tendu, étroit, fréquent, irrégulier, vibratile. Dans
les ascites confirmées, le pouls prend des modifications particulières; l'artère est plus dure, plus
tendue et plus resserrée que dans le pouls intestinal; elle ressemble à peu près à un fil d'archal
un peu gros; l'extrémité digitale en est cependant
toujours plus rétrécie que la brachiale; on y sent
de l'irrégularité, et pour l'ordinaire un léger frémissement tout-à-fait au bout; quelquefois de la fréquence et de la vibratilité, sans néanmoins une irritation bien marquée. Lorsque l'épanchement gêne
la respiration, ce pouls se complique du pectoral.

Le pouls, lorsqu'il a défaut de cohésion naturelle dans le sang, est *dilaté, interne, allongé, cédant, suspendu, divisé, faible et petit, exigu, fluide.*

Le pouls, lorsqu'on a quelque hémorrhagie, est *fluide, vibratile, dicrote, allongé, moniliforme.* Le pouls général des hémorrhagies est principalement remarquable par l'impression d'une sorte de petits corps ronds très-flexibles, dont le mouvement est très-rapide, qui se font sentir à l'extrémité digitale de l'artère, comme à la file l'un de l'autre; parvenus à environ la base de l'apophyse du radius, ils semblent se briser, en heurtant contre cette apophyse, ou se diviser et se répandre çà et là en éclats plus ou moins nombreux, plus ou moins marqués, d'où résulte dans cet endroit une espèce de fourmillement plus ou moins sensible à chaque diastole.

Le pouls, lorsqu'on a la bile passée dans le sang, est *mou, dilaté, profond, fluide.*

Le pouls, lorsqu'on a le typhe contagieux, est *dur, externe, cédant, profond, exigu, fréquent, fluide.*

Le pouls, lorsqu'on a les fièvres malignes, est *petit, grêle* ou *ténu, profond, tardif, convulsif, caprisant, embarrassé.* Le pouls est très-compliqué dans les fièvres malignes; il est concentré, déprimé, quelquefois même plus lent que dans l'état naturel, au commencement de la maladie ; le développement n'est jamais complet dans les progrès de la maladie ; le pouls reste toujours non critique, très-convulsif au fond, mais d'ailleurs fort variable, plus ou moins tremblant ; s'il paraît bien critique, ce n'est que pour un temps, qui ne suffit pas pour assumer la crise ; il est même quelquefois d'autant plus à craindre, qu'il semble plus naturel ou plus critique. Au reste, tout dépend du degré de malignité. Lorsqu'il arrive que la fièvre maligne prend une bonne tournure, alors le pouls reprend son état et sa marche ordinaire, ou bien critique.

Le pouls, lorsqu'on a le principe septique dans le sang, est *allongé, fluide, grêle* ou *ténu, humilié, perpendiculaire, cédant.*

Le pouls, lorsqu'on a la gangrène, est *allongé, fluide, humilié, exigu, cédant, perpendiculaire, contract, vermiculaire, faible.*

Le pouls, lorsqu'on est dans l'état de quelque suppuration, est *vibratile, dur, de la totale artère, fluide, allongé.* La suppuration est quelquefois une crise favorable qu'il faut aider ; rarement doit-on l'interrompre, plus rarement encore peut-on en venir à bout. Il est important de connaître la partie où elle se forme, le temps où le dépôt se vide, et le couloir qu'il choisit. On doit craindre qu'il ne se fasse quelque suppuration, lorsque le

pouls qui a été pendant les commencemens convulsif et non critique, se développe avec une roideur considérable de l'artère, et reste pendant
quelques jours dans cet état, on doit craindre une
suppuration. Lorsque la suppuration est commencée, le pouls se trouve comme indécis, entre le
critique et le non critique; il est développé, mais
n'indique aucune voie de curation. Si le pouls
prend insensiblement les modifications critiques
propres de quelque couloir, on doit présumer
que le pus va s'évacuer par les organes dont le
pouls indique l'action, ce qu'il est bien important
de remarquer pour favoriser à propos cette excrétion. Le pouls développé qui, lorsqu'il se trouve
bien décidé, est essentiel à toute bonne crise, est
le principal signe d'une suppuration, lorsqu'il se
soutient pendant un temps considérable et à plusieurs reprises, sans être joint à aucune des espèces
de pouls qui désignent des excrétions, pourvu
qu'il soit assez fort, et avec une tension notable
de l'artère. Lors donc que, dans les maladies graves
et compliquées, surtout dans des sujets ancien-
nement mal disposés, on trouvera, la maladie
étant assez avancée, un renouvellement d'irritation
dans le pouls, suivi d'un développement difficile
ou gêné, et que cet état de développement se sou-
tiendra un certain temps, sans être joint à aucune
espèce de pouls excréteur, on doit presque toujours

s'attendre à une suppuration; elle sera d'autant moins critique, que le développement du pouls sera moins complet, et plus souvent dominé par le pouls d'irritation. Ce pouls est donc de très-mauvais augure, s'il dure plus de temps qu'il n'en faut pour la révolution, qui excite et dispose le mouvement de la suppuration favorable ou critique. Lorsque le pouls, après avoir resté irrégulier dans les maladies pituiteuses, devient tout à coup véhément, il pronostique la terminaison de la maladie par un abcès; s'il arrive que les matières des excrétions critiques se soient jetées sur quelque partie dénuée de conduits excrétoires, il se forme un abcès; le pouls qui précède la formation de cet abcès est à peu près comme celui qui précède toute coction, c'est le pouls d'irritation; le pouls qui est joint à la formation presque faite des abcès, est fort approchant du pouls développé; il est même souvent non fièvreux. Il arrive souvent que le pus se forme et se vide, ou se jette dans quelque cavité, ou bien qu'il s'accumule pour faire un abcès en même temps, c'est-à-dire, que la formation et l'évacuation du pus se combinent ou se mêlent l'un à l'autre; le pouls de la suppuration est alors compliqué avec celui d'irritation, et des différentes espèces de pouls excréteurs.

Le pouls, lorsqu'on est passé dans l'état de la

consomption, est *fréquent, interne, faible et petit.*

Le pouls, lorsqu'on est attaqué d'une maladie grave, est *interne, cédant, vermiculaire, mou, faible et intermittent.*

. Le pouls, lorsqu'on a des convulsions, est *rare, dilaté, obtus, suspendu, tendu, imparcitatus.*

Le pouls, lorsque le danger est au point que les secours de la médecine sont inutiles, est *interne, myure, répellant, exigu, fluide.* Le pouls intermittent est un des signes les plus fâcheux; il est plus à craindre que les pouls les plus irréguliers, mais continus; le pouls rare ne diffère de l'intermittent que par le degré; aussi n'est-il guère moins funeste que lui. Le pouls intermittent, dans une seule pulsation, est encore plus mauvais que l'autre, parce qu'il dénote une extrême faiblesse, ou des obstacles assez grands pour empêcher le mouvement des artères dans chaque pulsation; au lieu que, dans l'intermittent pris collectivement, les obstacles n'interceptent qu'une quatrième pulsation, par exemple, ou une vingtième, etc. Les pouls intercurrens et fréquens, opposés aux intermittens et aux rares, sont regardés comme plus dangereux, parce que le fréquent accompagne ou précède ordinairement les syncopes, et l'intercurrent se rencontre dans certaines péripneumonies et autres fièvres de mauvais caractère. L'intermittent et l'intercurrent ont cela de commun, qu'ils sont produits par une faculté chargée et fatiguée par des obstacles; mais celui-ci montre que la nature forte résiste et combat : souvent il précède la crise; celui-là, au contraire, indique que la nature est oppressée et vaincue par les obstacles. Le pouls, qui est faible, petit, dur, irrégulier, intermittent et fréquent, est le plus mauvais de tous. Enfin, plus le pouls est faible, fréquent et irrégulier dans sa force, désordonné dans ses temps et intermittent, plus la maladie est dangereuse et mortelle.

Le pouls, lorsqu'on est à l'agonie, est *languissant, irrégulier*. Le pouls n'est pas de la même nature dans toutes les agonies; il y en a dans lesquelles il passe très-promptement d'un état à l'autre; il est capital, pectoral et ventral presqu'en même temps; les excrétions que ce pouls précède arrivent même quelquefois; mais il y a tant de faiblesse et un dérangement si considérable, que la nature ne saurait prendre le dessus : il n'est pas rare de trouver dans toutes ces espèces de pouls une sorte de mollesse ou de vide dans l'artère qui annonce un affaissement mortel : Hippocrate avait observé que le pouls qui frappe légèrement et languissamment, est un signe de mort prochaine. On a trop craint, depuis Galien, le pouls intermittent, ainsi que M. Nihell l'a très-bien prouvé; mais les intermittences sont presque mortelles lorsqu'elles sont jointes à une faiblesse, une irrégularité, une petitesse, et surtout à un certain vide qu'on ne saurait exprimer, et que la pratique apprend à connaître. Il y a un milieu à prendre entre l'opinion des anciens et celle de Solano au sujet du pouls intermittent; ce n'est pas précisément aux pulsations qui manquent, ou qui font l'intermittence, qu'il faut avoir égard pour juger un pouls mortel; mais il faut faire beaucoup d'attention à la force, à l'aisance et à la liberté des pulsations qui se font sentir.

Le pouls, lorsqu'il y a défaut de principe vital, est *petit, faible, cédant, court.*

Le pouls, lorsqu'on a des obstacles insurmontables dans l'universalité du corps, est *fréquent, gonflé, operculaire, résistant, imparfait.*

Le pouls, lorsqu'on a des obstacles insurmontables dans les petits vases, est *tronqué, externe, intermittent, interne, court.* L'excès de vitesse du second jet sur le premier est plus grand, le choc plus fort, le reflux et l'effort sur les parois plus sensible, et le pouls plus véhément. Le sang abordera plus promptement au cœur, si les extrémités artérielles sont obstruées, parce qu'alors il prendra pour y retourner un chemin plus court, se détournant de ses artères pour passer par les collatérales dont le diamètre est plus grand; il arrivera pour lors que ces artères libres seront obligées de transmettre une plus grande quantité de sang qu'auparavant; et dans le même temps il faudra donc, pour subvenir à cette augmentation de masse, que sa vitesse augmente, comme il arrive aux fleuves qui coulent avec plus de rapidité lorsque leur lit est resserré.

Le pouls, lorsqu'on a un polype ou un anévrisme, est *supérieur, redoublé, incomplet, suspendu, dilaté, tronqué, vide.*

Le pouls, lorsqu'on a la paralysie, est *petit, tardif, rare, mou, languissant, irrégulier, crèbre.*

Le pouls, lorsqu'on est surpris de l'apoplexie ou de la léthargie, est *mou, supérieur, contract, tendu, tardif, petit, crèbre, languissant, fluide.*

Le pouls, lorsqu'on a des contractions, est *inférieur, tendu, vite.*

Le pouls, lorsqu'on a surmonté les obstacles, est *fluide, allongé, faible, cédant, collectif.*

Le pouls, lorsqu'on est en convalescence, est *faible, dilaté, externe, propellant.* La convalescence est une sorte de maladie; on peut la comparer au travail d'une grande cicatrice dans le corps, lorsque tous les accidens de la plaie sont calmés : le défaut de force, la pâleur du visage, la fraîcheur de la peau, et la fièvre, ou un état fiévreux du pouls accompagnent cette révolution. Le pouls prend toujours les modifications propres aux différentes excrétions qui arrivent dans ce temps-là; il a beaucoup de rapport avec le pouls des suppurations, et souvent avec le pouls intestinal. Il n'est pas rare de voir de jeunes personnes grandir très - promptement dans des convalescences, et acquérir beaucoup d'embonpoint : ces malades tiennent aux révolutions de l'âge, que le peuple appelle croissances. On a vu une jeune femme qui engraissa prodigieusement pendant le temps d'une fièvre continue; elle avait encore la fièvre, et elle engraissait; elle est restée dans cet embonpoint. On a vu des maladies dont la crise était un amas évident et sensible de suc muqueux dans quelqu'une des extrémités, qui avait grossi dans toutes ses dimensions, sans nulle sorte de bouffisure ou d'enflure. Le pouls avait dans tous ces cas-là une marche particulière, et fort différente de celle qu'il a dans les maladies qui se terminent par les évacuations ordinaires.

Le pouls, lorsqu'on a fait un exercice violent, est *véhément, fort, accéléré, tendu, fort et véhément, robuste.*

Le pouls, lorsqu'on a pris de l'opium, est *grand, tardif, rare, subsistant, irrégulier, intermittent, faible, supérieur, petit, court, fluide.* L'opium élève le pouls, il le dilate, il le rend plus mou, moins convulsif, quelquefois plus fréquent; il lui donne une modification à peu près semblable à celle qu'il a dans un sommeil profond, et qui approche beaucoup du pouls développé, du supérieur et de celui de la sueur. On doit s'abstenir des anodins, qui risqueraient de procurer un sommeil éternel, si le pouls est petit, faible et languissant.

Le pouls, lorsqu'on dort, est *supérieur, grand, dilaté, tardif, rare, faible, mou, véhément*. Le sommeil rend le pouls plus développé, plus mou, plus régulier, et souvent plus fort, ou du moins plus dilaté qu'il ne l'est pendant la veille ; il y a même des personnes chez lesquelles le sommeil rend le pouls supérieur, ou très-disposé à le devenir ; on en trouve enfin dans lesquelles le pouls semble disposé à la sueur pendant le sommeil.

Le pouls, lorsqu'on a bu excessivement, est *vite, grand, crèbre, véhément*.

Le pouls, lorsqu'on a abusé des liqueurs, est *vite, dilaté, supérieur, mou, tendu*.

Le pouls, lorsque le sang est raréfié par la chaleur, est *dilaté, grand, élevé, incomplet, superficiel, ondoyant, mou, tardif*.

Le pouls, lorsqu'on a de l'inflammation, est *tendu, dur, fréquent, court, plein*.

Le pouls, lorsqu'on a besoin d'être saigné, est *court, cylindrique, redoublé, dur, vibratile, fréquent, dilaté, fluide, tendu*.

Le pouls, lorsqu'on a éprouvé quelque avantage de la saignée, est *fluide, vibratile, mou, fréquent*.

Le pouls, lorsqu'on ne doit pas saigner, est *externe, fréquent, intermittent.*

Le pouls, lorsqu'on a la matière morbifique en séjour dans l'organe de la peau interne, est *interne, étroit, tendu, fluide, fréquent, cédant.*

Le pouls, lorsqu'on a la matière morbifique en séjour dans la substance cellulaire des nerfs, est *contract, convulsif, petit, résistant, irrégulier, dur.*

Le pouls, lorsqu'on a du lait répandu, est *résistant, petit, tardif, d'irritation.*

Le pouls, lorsqu'on a du mercure dans le corps, est *supérieur, rebondissant, d'irritation.* Dans ce cas, le mercure procure une salivation bien abondante; peut-être même la salivation accompagnée de cette espèce de pouls qui lui est propre, et qui est dans l'ordre de la nature, est-elle toujours, sinon nécessaire, du moins utile; au lieu que celle dans laquelle le pouls ne prend pas le caractère propre à cette excrétion, ou qui demeure non critique, convulsif ou inférieur, est peut-être contre nature, symptomatique, inutile, nuisible, colliquative.

Le pouls, lorsqu'on a des vers, est *irrégulier, intercédant, subsistant, intercurrent, vite, étroit, embarrassé.*

Le pouls, lorsqu'on a le vers solitaire, est *crèbre, irrégulier, convulsif, inférieur, étroit.* Ces modifications sont beaucoup plus sensibles dans le temps qui précède l'excrétion ou la sortie d'une portion de ce ver.

Le pouls, lorsqu'on est en contrainte, est *suspendu, contract, supérieur, véhément, irrégulier, embarrassé*. Ce pouls est très-important à saisir, et d'une grande ressource vis-à-vis des malades qui trompent les médecins et qui prennent des remèdes à leur insu et contre leur avis. Mais pour mieux s'assurer de la vérité du fait, Galien dit qu'il faut, en tâtant le pouls, faire jurer au malade qu'il n'a rien pris : il hésitera d'abord, et son pouls deviendra sur-le-champ irrégulier, marquant la crainte et l'indécision, et décélant par-là le secret qu'il voulait cacher. Si cette règle est bien juste, on pourrait souvent arracher à des malades des secrets qu'ils n'osent avouer. Galien raconte s'en être servi avec succès vis-à-vis d'un malade qui prétendait prouver l'ignorance des médecins; et, pour mieux tromper Galien, qui s'était déjà aperçu d'une semblable ruse, il prit des remèdes en bols. Galien s'en aperçut au pouls : il interrogea le malade, qui soutint opiniâtrément le contraire, et fit venir, pour le certifier, tous ses domestiques, gagés pour ne pas le contredire. Galien alors lui prit le bras en lui tâtant le pouls, et lui proposa en même temps de jurer pour le convaincre : le malade balança, fit des difficultés; le pouls devint très-irrégulier, et Galien l'assura avec plus d'opiniâtreté qu'il avait pris quelques remèdes : le malade fut obligé d'en convenir. J'ai fait une observation assez analogue. Une fille me demandait quelques secours pour une suppression des règles qui durait depuis quatre mois. Après différentes questions, je lui demandai s'il ne pouvait pas y avoir quelque sujet de craindre qu'elle ne fût enceinte; elle me protesta vivement le contraire; cependant il y avait quelques signes douteux : je voulus essayer, pour m'éclaircir mieux sur un fait aussi important et aussi obscur. Je lui tâtai le pouls, que je trouvai assez régulier, et je lui dis que je ne la pourrais croire que sur son serment; que, si elle jurait n'être pas enceinte, je lui ferais les remèdes les plus convenables : dans l'instant elle changea de couleur, et son pouls manqua presque entièrement : je n'hésitai point alors de lui dire que j'étais convaincu qu'elle était enceinte, et que je me garderais bien de lui ordonner le moindre remède : elle fut ainsi obligée de m'avouer ce qui en était.

Le pouls, lorsqu'on est amoureux, est *fréquent, cédant, contract, supérieur, allongé, vain, irrégulier;* car on l'a trouvé ainsi dans une femme mariée qui avait un amant : toutes les fois qu'on lui en parlait, le pouls prenait ce caractère; *grand,* lorsque la passion d'âme est très-vive. Des effets des passions d'âme sur le pouls, il est surprenant ce qu'on rapporte d'Érasistrate, qui connut au pouls la passion qu'Antiochus avait pour Stratonice, femme de Séleucus, son père; et de Galien, qui connut de même, en tâtant le pouls, la maladie de Justa, femme de Boëce, consul, qui était amoureux de Pilade. Erasistrate observa que le pouls était plus agité, plus ému, irrégulier, toutes les fois que sa belle-mère s'offrait à ses yeux, ou même qu'on lui en parlait. Ce trait d'histoire a fourni le sujet d'une petite comédie sous le titre du *Médecin d'amour*. On a parlé avec admiration de l'adresse de Chariclès, médecin de Tibère, qui jugea de l'état du pouls de l'empereur en prenant sa main comme pour la baiser, en se levant de table.

Le pouls, lorsqu'on est en colère, est *grand*, *véhément*. Ce caractère est très-passager, si le malade retient sa colère et veut l'empêcher de paraître; le pouls devient *irrégulier* et *embarrassé*, tel qu'il est dans la contrainte et la perplexité.

Le pouls, lorsqu'on a du chagrin, est *supérieur*, *fréquent*, *d'irritation*, *faible*, *cédant*.

Le pouls, lorsqu'on est fou, est *supérieur*, *élevé*, *tendu*, *grand*, *externe*, *mou*, *rare*.

Le pouls, lorsqu'on a de l'esprit, savoir, dans l'homme de génie, est *faible*, *supérieur*, *externe*, *mou*.

Le pouls, lorsqu'on n'a point d'esprit, savoir,

dans l'homme grossier, est *fort, robuste; de la totale artère, propellant.*

Affections avec souffrance.

1. De l'organe de la peau externe.

Le pouls, lorsqu'on a la matière morbifique en séjour dans l'organe de la peau externe, ou qu'il y a des efflorescences en général, est *externe, de la totale artère, tendu, résistant, dur, contract, triangulaire, operculaire, fréquent, obtus, fluide.*

Le pouls, lorsqu'on a la petite-vérole, est *externe, plein, dilaté, supérieur, mou, contract, dur, operculaire, vite, ondoyant, fluide, obtus, incomplet.*

Le pouls, lorsqu'on a la rougeole, est *externe, plein, supérieur, aigu, fluide, operculaire, accéléré.*

Le pouls, lorsqu'on a la scarlatine, est *externe, dilaté, tendu, accéléré, fluide, incomplet, operculaire.*

Le pouls, lorsqu'on a l'érysipèle, est *externe, dilaté, dur, triangulaire, supérieur ou inférieur, vibratile, fluide.*

Le pouls, lorsqu'on a l'efflorence connue sous le nom d'*ortie*, est *élevé, externe, tendu, fluide, suspendu.*

Le pouls, lorsqu'on a les miliaires, est *externe,*

dilaté, supérieur, résistant, operculaire, fréquent, accéléré, fluide, perpendiculaire, tendu.

Le pouls, lorsqu'on a des pétéchies, est *tardif, élevé, perpendiculaire, humilié, petit, allongé, fluide.*

Le pouls, lorsqu'on a l'efflorescence en rétro-gradation, est *mou, triangulaire, rebondissant.*

Le pouls, lorsqu'on a de la sueur, est *externe, grand, dilaté, fréquent, contract, résistant, on-doyant, inciduus, allongé, fluide, mou.* Ce pouls annonce la sueur critique bien préparée, bien amenée, et l'effet d'une dernière coction ; il est fort analogue, et bien difficile de ne pas le con-fondre avec le pouls supérieur, à moins d'une attention particulière et d'une grande habitude ; en même temps qu'il indique le transport des humeurs vers la peau, il dénote une sorte d'ef-fort vers les parties supérieures, comme on peut s'en apercevoir à la rougeur de la face, qui précède si ordinairement la sueur. Le pouls est la pierre de touche de la sueur : s'il est bien libre, bien franc, si, après le serrement passager qui suit le temps de l'irritation de la maladie, il se développe, qu'il devienne critique, qu'il dégage les viscères intérieurs en se développant ; si ensuite il s'élar-git, se fortifie, s'amollit et prend un rhythme qui approche de l'ondulance, et dans lequel la dilata-tion de l'artère se fait comme à couples redoublés, et dont l'un soit plus exhaussé que l'autre; alors la sueur survient; elle est de bonne espèce; elle tombe ordinairement vers le déclin ou le temps de l'excrétion de la maladie ou des redoublemens, comme l'état du développement critique du pouls tombe vers celui de la coction. Si au contraire le pouls ne suit pas exactement la marche des trois états principaux de la maladie, l'irritation, la coction et l'excrétion, s'il s'écarte dans ces trois états des rhythmes que la nature lui a prescrits, s'il se développe trop tôt, s'il reste resserré lorsqu'il devrait se développer, s'il demeure ordinairement fixé au rhythme intérieur, au lieu de prendre son essor à l'extérieur, s'il n'annonce pas son développement, par sa liberté, et par ses efforts gradués vers le dehors, s'il ne précède pas par ces modifications la sueur qui peut survenir, alors celle-ci est mauvaise, inutile, symptomatique, de nulle valeur, ou décidément mortelle, suivant que le pouls reste plus ou moins opiniâtrément fixé à l'état de faiblesse, ou à l'état acritique. La nature fait d'inutiles efforts pour suer; elle ne fait que chasser au dehors une sérosité non cuite, et semblable à la matière des dévoiemens bilieux et des urines crues. Le pouls de la sueur est ordinairement le plus court, le plus large et le plus extérieur de tous les autres. Le mélange du pouls de la sueur avec le pectoral n'est pas rare; aussi n'est-il pas rare de voir des malades qui crachent et qui suent abondamment dans le même temps. Ce pouls, lorsqu'il est bien critique, est constamment plein, souple, développé, fort, qu'à ces modifications se joint une irrégularité dans laquelle quelques pulsations s'élèvent au-dessus des pulsations ordinaires, et vont en augmentant jusqu'à la dernière, qu'il se fait distinguer par une dilatation et en même temps une mollesse plus marquée que dans les autres pulsations.

Le pouls, lorsqu'on sort du bain, est *externe*, *gonflé*, *tardif*, *faible*, *petit*, *vite*. Le bain, soit froid, soit chaud, cause une sorte d'accès de fièvre; le pouls est souvent véhément et resserré dans le bain; il se dilate ensuite et se développe ordinairement, sans prendre les caractères propres à aucune excrétion. On a quelquefois observé le pouls se développer singulièrement dans les bains chauds, et acquérir les irrégularités des pulsations qui annoncent la sueur, c'est-à-dire, que parmi les pulsations dilatées et ordinaires, il y en avait une ou deux sensiblement plus élevées que les autres, avec la mollesse de l'artère : ces bains étaient suivis de sueurs très-abondantes.

Le pouls, lorsqu'on souffre de l'irritation des vésicatoires, est *externe*, *fréquent*, *d'irritation*, *contract.* Les vésicatoires augmentent ordinairement le mouvement du pouls; ils augmentent la fièvre; les pulsations sont plus souvent développées après l'application de ce remède irritant, surtout lorsque la plaie qu'il fait est en train de suppuration. On a vu les vésicatoires développer beaucoup plus le pouls du côté du corps sur lequel ils avaient beaucoup plus mordu, quoiqu'on les eût appliqués des deux côtés. Il y a quelquefois paru de la différence dans l'état du pouls dû à l'effet des vésicatoires, suivant qu'ils avaient été appliqués au bras, à la nuque, aux cuisses ou aux gras des jambes. Ces différences ont fait naître des réflexions sur l'application des vésicatoires, et fait entrevoir qu'il n'est pas toujours indifférent de les appliquer aux mollets, ou aux bras, ou au cou; peut-être même y a-t-il des cas dans lesquels il faudrait se contenter d'appliquer un seul vésicatoire, et d'autres dans lesquels il en faudrait deux, soit aux deux bras, soit aux deux jambes. Des règles fondées sur l'observation au sujet de l'application des vésicatoires éclairciraient bien des questions sur la pratique et sur la théorie; rien ne paraît tant appuyer la théorie des différens départemens des organes, des liaisons diverses des parties internes ou externes, et la séparation ou la division naturelle du corps en diverses régions ou en divers côtés, que les changemens produits par ce remède.

Le pouls, lorsque les vésicatoires sont inutiles, est *faible, humilié, fluide, petit.*

Le pouls, lorsqu'on a quelque irritation, est *petit, interne, cédant, incomplet, fréquent.*

Le pouls, lorsqu'on a une souffrance quelconque, est *tronqué, tendu, contract, tardif, aigu, résistant, véhément, vite, cédant, d'irritation.*

2. Des organes de la tête, ou du pouls capital.

Le pouls, lorsqu'on a quelque désordre dans la tête, est *supérieur, grand, gonflé, élevé, tardif, tronqué, court.* Le caractère essentiel du pouls capital consiste en une élévation ou soulèvement particulier de la partie antérieure ou digitale de l'artère. On remarque donc, pour l'ordinaire, que la partie postérieure de l'artère semble fixée sur le niveau de son plan, sous les deux doigts annulaire et auriculaire, tandis que la partie antérieure, ou l'extrémité qui regarde la main, s'élève considérablement au-dessus de ce niveau, souvent avec une liberté, une plénitude, et une force très-marquée. Quelquefois cette élévation ou soulèvement de l'artère se prend de plus loin, par exemple, dès le doigt annulaire, d'où, par gradation, il augmente jusqu'à l'index, et part de là, en frappant dans cette proportion la rangée des doigts; de sorte que l'artère, dans son élévation, forme un angle aigu avec la ligne horizontale de son plan naturel, depuis l'endroit où commence cette élévation, jusque vers l'apophyse du radius. C'est par cet angle, plus ou moins grand, plus ou moins couvert, en proportion de la force ou de l'élévation du pouls, que le caractère du capital est spécialement spécifié.

Le pouls, lorsqu'on a un rhume au cerveau, est *supérieur, plein, dur, rebondissant*. Ce pouls est moins dur, moins plein; le rebondissement se fait avec moins de force et de constance que dans le pouls de l'hémorrhagie.

Le pouls, lorsqu'on a la migraine, est *supérieur, dilaté, cédant, convulsif, tardif, suspendu*.

Le pouls, lorsqu'on a souffert des coups ou des contusions à la tête, est *supérieur, très-rebondissant, et très-décisivement nasal*. Le saignement de nez ne vient quelquefois que vers le troisième ou quatrième jour, le pouls ayant été convulsif et étroit pendant les premiers jours.

Le pouls, lorsqu'on a quelques affections au nez, est *supérieur, plein, dur, fréquent*. A ces caractères généraux se joignent, dans le pouls nasal simple, un renflement ou élargissement de la partie brachiale de l'artère, et une espèce d'aplatissement à son extrémité digitale, qui, sous tout l'index, la fait paraître comme un petit ruban aplati; à l'endroit même de cet aplatissement, dans le cas d'hémorrhagie, on sent des petits corps ronds qui paraissent comme allongés, en filant à la queue l'un de l'autre, et très-peu marqués dans leur forme. Ce pouls a encore cela de particulier, que ces petits corps ronds semblent heurter, vers l'apophyse du rayon, contre un obstacle qui les brise et en réfléchit les éclats en arrière, sur la série même de ces petits corps, ce qui fait paraître quelquefois l'artère comme festonnée ou déchirée en petits lambeaux, tout-à-fait au bout; quoique le plus ordinairement cela se réduise à un four-millement grénu très-marqué, un peu au delà du doigt index, lequel fourmillement semble dis-tendre ou amincir, en cet endroit, les parois de l'artère; quelquefois on dirait qu'il n'y a, dans la portion aplatie ou digitale de l'artère, qu'un ou deux de ces petits corps, assez bien formés, qui passent prestement sous les doigts. Le pouls nasal est redoublé ainsi que le pouls guttural, mais il est plus plein, plus dur; il a beaucoup plus de force et de célérité. Si le pouls est dur, plein, re-bondissant avec vivacité, et qu'il se soutienne un certain temps dans cet état, il sera presque tou-jours suivi du saignement du nez, surtout si on ne fait point de remèdes qui soient quelquefois capables d'interrompre ou de détourner cet effort; cette espèce de pouls, presque toujours accom-pagnée d'un degré considérable d'irritation, ne saurait, par cette raison, être aussi souvent critique que M. de Solano l'a prétendu. Le pouls moins dur, moins plein, et rebondissant avec beaucoup moins de véhémence et de constance, est une deuxième espèce de pouls nasal, qui paraît être plus critique, plus excréteur que le précédent; il annonce une excrétion comme purulente, muqueuse ou pituiteuse par les narines; cette excrétion est plus naturelle, et paraît être plus sûrement critique que le saignement du nez; les observations font voir que l'excrétion muqueuse des narines arrive plus souvent vers la fin des maladies, au lieu que le saignement du nez arrive souvent au commencement; ce qui prouve que la première évacuation est critique, et que l'autre n'est en partie que symptomatique. Lorsque ces évacuations ne peuvent point s'exécuter, par un défaut de disposition dans l'organe, ou d'une détermination convenable de la part de l'effort critique, il arrive des délires, des affections soporeuses, des érysipèles au visage, des saignemens d'oreilles, des ophthalmies; ces événemens sont déterminés par une si prompte révolution dans la marche de l'effort critique, qu'à peine peut-on saisir les changemens que cette révolution doit produire dans les caractères du pouls nasal. On a pourtant remarqué que, les évacuations indiquées par le pouls nasal étant interrompues par des causes propres à produire l'érysipèle du visage, ou à déterminer le saignement des oreilles; le pouls nasal, pendant ce temps-là, ne perd presque point son caractère ordinaire; au lieu que, dans les affections soporeuses qui y succèdent, il cesse tout d'un coup d'être nasal, et devient convulsif et non critique, comme dans les commencemens des maladies graves, surtout d'espèce nerveuse, et dans leurs funestes terminaisons.

Le pouls, lorsqu'il y a quelque affection à la gorge, ou qu'il y a esquinancie, est *supérieur, gonflé, élevé, court, accéléré, étroit, faible, suspendu, ondoyant, fluide.* Le pouls guttural, ou des affections de la gorge, est caractérisé par une éminence ou renflement considérable, en forme d'onde, de la partie un peu postérieure de l'artère ou de l'espace pulsant; et par la dureté, le mouvement libre, et en quelque façon, détaché de l'autre partie, ou de l'extrémité digitale de l'artère qui retient sa forme cylindrique, assez dépouillée, en s'élevant avec force, le tout à peu près comme dans le pouls capital. Il en diffère cependant, en ce que ce soulèvement de la portion digitale y est décidément moindre, que le renflement est au contraire plus constant; qu'il s'avance beaucoup plus sur l'extrémité digitale de l'artère, qui semble en être couverte en partie quelquefois; de sorte qu'on la sent conservant sa forme ronde ou cylin-

Le pouls, lorsqu'on a de l'expectoration, est *mou, aisé, bien critique, développé*, avec quelques *irrégularités* semblables à une sorte d'ondulation. Le pouls pectoral peut-être constant, continuel, bien soutenu, ou, au contraire, ne se montrer que par intervalles; s'il est continuel, bien constant dans son développement, et qu'il se soutienne ainsi un jour entier, les crachats arriveront vers le quatrième jour de la maladie, à compter de celui dans lequel le pouls pectoral a paru bien déterminé et bien continuel; si le pouls pectoral n'est pas continuel, et qu'il ait duré plus d'un jour, il faut attendre les crachats vers le septième jour, à compter de celui auquel les premières pulsations pectorales se sont montrées, surtout s'il n'y a pas eu de jour d'interruption, c'est-à-dire des redoublemens, pendant lesquels les pulsations pectorales n'aient point paru; car alors les jours dans lesquels ces redoublemens se sont montrés, ne doivent point entrer dans le nombre des jours qu'il faut compter pour la révolution critique des maladies. Le pouls pectoral doit être premièrement continuel, c'est-à-dire que toutes ses pulsations, ou tout au moins la plus grande partie, doivent être redoublées, ou avoir le caractère qui rend le pouls pectoral; ce pouls doit être encore constant dans son développement, et se soutenir au moins un jour entier; car, s'il vient à changer

ou à s'affaiblir, c'est une preuve qu'il y a quelque
embarras qui s'oppose à la marche de l'évacuation; elle n'arrivera point, ou ne sera point complète au quatrième jour; si le pouls pectoral n'est
pas bien constant, bien continuel, et qu'il soit
pourtant simple, ou qu'il y ait quelques pulsations pectorales qui se montrent par intervalles,
et que, dans ces intervalles, le pouls reste développé, on pourra juger, par la plus ou moins
grande longueur de ces intervalles, du retarde-
ment qu'ils doivent apporter à l'expectoration.
Quelques pulsations pectorales presque isolées,
c'est-à-dire séparées par des intervalles considérables, n'annoncent les crachats tout au plus que
pour le dernier période de la maladie : il s'en faut
beaucoup que, d'après ces pulsations ainsi isolées,
on puisse compter sur une crise parfaite, parce
que ce n'est pas là une cause assez déterminée
pour produire certainement un effet, et qu'il arrive ordinairement que d'aussi faibles essais d'effort critique se trouvent croisés par d'autres révolutions, toujours fréquentes dans un mécanisme
critique peu décidé. Mais deux, trois ou quatre
pulsations pectorales, et davantage, qui sont immédiatement jointes les unes aux autres, et séparées ensuite par des intervalles à peu près égaux,
annoncent en général l'expectoration assez sûrement, et on peut compter qu'elle arrivera vers le

septième jour, à compter de celui auquel elles
ont commencé à se montrer; au reste, plus les
pulsations pectorales sont fréquentes, et plus les
intervalles qui les séparent sont petits, plus l'expectoration est prête à se décider. Il est rare que
le pouls pectoral se présente d'abord dans un état
de perfection, et par conséquent qu'on puisse
compter sur une crise au quatrième jour; et il
arrive communément que, dans les premiers
temps qu'il se manifeste, il est souvent séparé par
des intervalles plus ou moins considérables : c'est
ce qui fait que, pour l'ordinaire, il ne faut attendre
l'expectoration que vers le septième jour, à compter de celui auquel le pouls s'est montré pectoral.
Le pouls étant bien développé ou bien critique,
il est indifférent ou indéterminé pour toute espèce
d'évacuation particulière : s'il survient alors quelques pulsations pectorales passagères, elles indiquent sans doute qu'une partie de la crise va se
porter du côté de la poitrine; mais il peut arriver,
et il arrive souvent qu'une autre évacuation qui se
décide pendant que le pouls est encore plus indéterminé que déterminé, c'est-à-dire qu'il y a plus
de pulsations simplement développées qu'il n'y
en a de pectorales, il arrive qu'une autre évacuation qui se décide l'emporte sur celle de la poitrine, du moins pour un temps; et, dans ce cas,
le pouls change assez promptement, et devient,

par exemple, intestinal. Si le pouls est resté pectoral pendant l'espace d'un jour entier, c'est-à-dire
pendant l'espace de vingt-quatre heures, ou environ, cela indique que le redoublement de ce
jour-là a fixé la crise du côté de la poitrine. Ce
n'est pourtant pas à dire que le pouls, qui a paru
pectoral assez décidé, et même continuel pendant
deux ou plusieurs jours, ne puisse être chargé
par une autre sorte de pouls critique; mais cette
dernière modification de pouls ne fait alors que
retarder les crachats, sans les supprimer entièrement, parce qu'un, deux, et, à plus forte raison,
plusieurs redoublemens critiques qui ont porté à
la poitrine, y ont fait une impression, ou, pour
mieux dire, établi une détermination qui, pour
être favorablement terminée, doit être suivie de
l'expectoration. Il est d'une extrême importance de
faire faire attention au pouls qui indique cette
crise, parce qu'elle se dérange facilement par les
saignées et les purgatifs, remèdes fort usités; il
faut, dès qu'on observe ce pouls, s'en abstenir
scrupuleusement, sans quoi on risque, comme je
l'ai observé très-souvent, d'occasioner des suppurations toujours fâcheuses, ou moins d'attirer une
mort plus sûre et plus prochaine.

Le pouls, lorsqu'on a des affections au cœur et
à ses gros vases contigus, est *supérieur, incomplet,*
languissant, élevé, gonflé, dilaté et suspendu, crois-

sant. Le cœur agit particulièrement sur le pouls du carpe de la main gauche.

Le pouls, lorsqu'on a des affections morales, est *supérieur, incomplet, languissant, contract, tardif et suspendu.*

Le pouls, lorsqu'on a des palpitations, est *supérieur, résistant, incomplet, tronqué, suspendu.*

Le pouls, lorsqu'on est affecté de l'orthopnée aiguë, est *supérieur, irrégulier, intermittent, en défaillance, languissant, tardif, crèbre.*

Le pouls, lorsqu'on est attaqué de la phthisie pulmonaire, est *supérieur, triangulaire* ou *serré, étroit, fréquent, petit, faible, intermittent, fluide, interne.* Le poumon affecte le pouls de la jointure du poignet droit, et le rend, lorsqu'il est sain, superficiel, court, crèbre. Les plaies à la poitrine, surtout lorsqu'elles communiquent dans l'intérieur du poumon, sont souvent accompagnées, pendant le temps de la suppuration, du pouls pectoral plus ou moins compliqué avec celui d'irritation. Dans les pulmonies au dernier degré, le pouls a toujours paru convulsif : lorsqu'il se relâchait et que les crachats étaient abondans, il était légèrement pectoral, plus ou moins redoublé lorsqu'il y avait du sang dans les crachats ; mais, lorsque le dévoiement se joignait aux autres symptômes, le pouls devenait irrégulier, et quelquefois intermittent.

Le pouls, lorsqu'on a la péripneumonie, est
petit, mou, tout-à-fait irrégulier.

4. **Des organes du bas-ventre, ou du pouls ventral.**

Le pouls, lorsqu'on sort d'un repas trop abondant, est *fréquent, fort et véhement, irrégulier.*

Le pouls, lorsqu'on a digéré de bons alimens,
est *inférieur, interne, fréquent, étroit, incomplet.* Les
changemens produits dans le pouls par le travail
de la digestion ont un rapport très-marqué avec
ceux que produit un léger accès de fièvre, c'est-
à-dire que le pouls se serre d'abord, et qu'il devient fréquent et assez régulier; il se développe
ensuite peu à peu, en demeurant un peu dur, et
en conséquence quelque chose du pouls stomacal; enfin la digestion étant finie, et le chyle entré
dans la masse des humeurs, le pouls devient plus
plein, plus fort, plus fréquent, ce qui est suivi
de l'état d'aisance, de liberté et de douceur. Mais
la marche du pouls de la digestion, qui vient
d'être décrite, n'a lieu dans toutes ces circonstances que sur des sujets les mieux constitués; il
ne faut donc pas la chercher dans ceux qui ont
des maladies ou des incommodités habituelles. En
effet, ces incommodités font toujours quelques
impressions sur le pouls, et lui donnent un caractère marqué d'irritation; ce caractère, que le

mouvement de la digestion ne peut pas détruire, occasione des complications particulières : c'est pourquoi les pouls des différens sujets paraissent différens pendant le temps de la digestion; il est donc important d'avoir égard à l'espèce particulière d'incommodité à laquelle peut être sujette une personne, du pouls de laquelle on veut juger pendant la digestion.

Le pouls, lorsqu'on a digéré de mauvais alimens est *interne, vibratile, tendu, mou, profond, contract, fréquent*.

Le pouls, lorsqu'il y a des impuretés dans l'estomac, est *inférieur, dilaté, interne, gonflé, faible, mou, cédant, languissant, fluide, tardif, divisé*. Le pouls stomacal consiste en une petite éminence qui s'élève entre l'index et le médius; cette éminence paroît même quelquefois entrer ou monter assez avant dans l'intervalle des extrémités de ces deux doigts, à peu près, comme une petite pyramide, dont la pointe serait mousse ou un peu arrondie.

Le pouls, lorsqu'on vomit, est *dur, tardif, rare, tronqué, divisé*. La petite éminence qui est propre au pouls stomacal paraît s'arrondir avec une espèce de tremblement de l'artère, mêlé de convulsions, ce qui devient plus sensible à mesure que le vomissement s'approche. L'irrégularité, la roideur, la concentration du pouls indiquent le vomissement; il est le moins développé de tous les pouls critiques, et le moins irrégulier de tous les pouls inférieurs; l'artère semble se roidir et frémir sous le doigt; elle est souvent assez saillante; les pulsations sont fréquentes, et leurs intervalles sont assez égaux. Le pouls s'observe principalement au commencement des maladies; il indique un état de gêne, de spasme; et en effet, l'action par laquelle l'estomac produit cette crise n'est point naturelle; c'est une véritable convulsion de l'estomac, un renversement de son mouvement naturel. La présence du pouls stomacal dans tous les temps de la maladie favorise l'effet de l'émétique, et peut servir d'indication certaine pour le placer. Lorsque le vomissement naturel ou l'effet de quelque remède est passé, le pouls quitte cet état convulsif et se développe. Si l'on observe ce changement heureux après l'exhibition de l'émétique, c'est une preuve qu'il a été donné fort à propos; si au contraire le pouls se concentre, devient plus convulsif, plus étroit, c'est un signe fâcheux qui montre que le pouls n'était pas excréteur lors de l'application de ce remède; remarques essentielles dont le praticien peut à chaque instant reconnaître l'importance. L'émétique réussit quelquefois très-bien lorsque le pouls se trouve compliqué, c'est-à-dire qu'il est excréteur ou critique dans quelques pulsations, et non critique dans d'autres. Le vomissement même forcé denoue, pour ainsi dire, quelquefois certains états d'irritation, et donne au pouls toute sa liberté. L'effet de l'émétique sur le pouls et sur l'état de la maladie est quelquefois fort singulier et très-remarquable; il suspend, pour ainsi dire, tous les symptômes de la maladie et sa marche; elle paraît terminée, et elle n'est que calmée ou assoupie ; le pouls revient alors à peu près à l'état naturel; à peine est-il fiévreux et un peu étroit; bientôt après il reprend des forces, et tous les symptômes de la maladie se présentent de nouveau : de manière qu'il est vrai de dire que l'émétique a apporté un calme trop prompt, qu'il a, pour ainsi parler, fait une sorte de bien très-remarquable en arrêtant la maladie dans ses progrès. S'il y a des maladies qui sont totalement emportées et qui ne reparaissent plus après ce calme, il y en a beaucoup qui se réveillent ensuite avec des symptômes très-vifs : il semble que cette suspension de symptômes occasionée par l'émétique, fasse dans la marche de la maladie un temps particulier, qui ne doit pas entrer dans le compte de ses jours; c'est ce qui mérite beaucoup l'attention des observateurs.

Le pouls, lorsqu'il y a du désordre dans l'estomac, est *inférieur, divisé, interne, tendu, vibratile, fréquent, contract, tronqué, vite, intercé-*

dent, *cédant*. Le pouls propre à l'estomac est celui du carpe de la main droite ; son état naturel est une lenteur modérée. Ce pouls, devenant trop précipité, dénote que la digestion est troublée par trop de chaleur ; l'extrême lenteur de ce pouls désignera que le mal vient du froid, ce qui est plus ordinaire ; s'il arrive, comme cela est fréquent, qu'il y ait alors des nausées et des vomissemens, le malade n'a plus guère qu'environ dix jours de vie.

Le pouls, lorsque le suc gastrique est corrompu, est *languissant*, *humilié*, *tardif*, *fluide*.

Le pouls, lorsqu'on a des vents et des flatuosités, est *interne*, *vide*, *fluide*, *divisé*, *dilaté*.

Le pouls, lorsqu'il y a des impuretés dans les intestins, est *intérieur*, *interne*, *fréquent*, *étroit*, *fluide*. Le pouls ventral se fait remarquer par la concentration, la dureté et un rétrécissement singulier de l'artère, principalement dans la portion digitale, et par la vivacité et l'irrégularité des pulsations. Outre ce caractère général, on sent dans le pouls intestinal comme une espèce de petit globule qui se fait sentir depuis environ le point de l'artère qui répond à l'intervalle, entre les bouts du médius et de l'index (en se rapprochant toutefois de ce dernier) et paraît se porter ou glisser avec rapidité au travers de l'artère, sous tout l'index, jusque par de là l'apophyse du rayon, en s'allongeant de plus en plus, dans ce trajet, en forme de petit dard ou d'aiguille. Le pouls intestinal critique est beaucoup plus développé que le pouls du vomissement : les pulsations sont assez fortes, comme arrondies, et surtout irrégulières, tant dans leur force que dans leurs intervalles ; ce qui est très-aisé à distinguer, puisqu'il arrive presque toujours qu'après deux ou trois pulsations assez régulières et assez élevées, il en paraît deux ou trois qui sont moins développées, plus promptes, plus rapprochées, et comme subintrantes ; de là résulte une sorte de sautillement ou d'explosion de l'artère plus ou moins régulier ; aux irrégularités de ce pouls se joignent souvent des intermittences très-remarquables. Il n'est jamais aussi plein, aussi développé que le pouls supérieur ; il n'a point nécessairement d'ordre marqué dans ses intermittences ; c'est au contraire par son désordre qu'il se rend reconnaissable.

Le pouls, lorsqu'il y a du désordre au bas-ventre, est *inférieur, contract, exigu, dur, de la totale artère, interne, fréquent, irrégulier.*

Le pouls, lorsqu'on a une plaie au bas-ventre, est *inférieur, irrégulier, convulsif.*

Le pouls, lorsqu'il y a le dévoiement ou la diarrhée, est *inférieur, fort, irrégulier.* Pendant le prélude de la diarrhée critique, on remarque fréquemment que le pouls est médiocrement développé, souvent irrégulier dans sa force et sa grandeur, et dans les distances de ses pulsations, toujours irrégulier, et quelquefois intermittent.

Le pouls, lorsqu'on a la dysenterie, est *inférieur, fluide, dilaté, moniliforme, mou, contract.* Le pouls des dysenteries se confond aisément avec l'hémorroïdal; toute sa différence consiste en ce que celui des dysenteries est moins élevé, ou plus interne, moins plein, plus fréquent et plus irrégulier, quelquefois même intermittent; qu'on y sent par intervalles l'aiguille ou dard de l'intestinal vrai; que les petits corps ronds et leurs fragmens sont peu sensibles, et que bien souvent ces fragmens paraissent assez nombreux et assez fins pour donner au bout digital de l'artère, à côté de l'index et au delà, la figure d'une espèce de petite brosse de peintre, ou d'une petite aigrette, comme s'il s'éparpillait en divergeant.

Le pouls, lorsqu'on a besoin d'évacuer le bas-ventre, est *inférieur, interne, intercurrent, moniliforme, fluide, gonflé, dilaté.* Si le pouls est intestinal, c'est un signe évident que la nature fait des efforts pour évacuer les matières contenues dans les premières voies; c'est alors qu'on peut purger en toute assurance, et que les purgatifs réussissent, ainsi que l'observation journalière le démontre. Mais plus le pouls est intestinal, et plus il est à craindre qu'il n'arrive des superpurgations,

surtout si l'on emploie des purgatifs un peu forts :
c'est encore un fait appuyé sur l'observation. Il
suivrait de ces deux remarques qu'il ne faudrait
jamais purger que lorsque le pouls est intestinal :
cependant la pratique fait voir que les purgatifs,
même les plus forts, conviennent dans des cas où
le pouls reste, pour ainsi dire, oppressé et dans
un état non critique, par la présence des matières
dans les premières voies. La preuve que le purgatif a bien réussi, c'est qu'après son effet, le
pouls reste intestinal, plus ou moins sensiblement,
et sans irritation ; ce qui démontre qu'il ne lui
manquait, pour prendre cette modification à laquelle il avait de la pente, qu'à y être déterminé
par l'action d'un purgatif : c'est un des cas où la
médecine active brille le plus. Il faut alors bien
distinguer l'espèce et le degré d'irritation, ainsi
que la cause de l'état non critique du pouls. Si
cet état provient d'un degré considérable de spasme
et de sensibilité, on a tout à craindre et peu à
espérer de l'application d'un purgatif ; on doit s'attendre à une sorte de superpurgation plus nuisible
encore que celle dont il est ci-dessus question ; on
doit craindre l'inflammation des entrailles et ses
suites. Si le pouls n'est qu'oppressé, qu'il ait du
corps, de la lenteur, une dilatation médiocre,
c'est un signe qu'il ne se développe point dans ce
cas-là, à cause d'une inertie, d'une insensibilité

des entrailles, que les purgatifs réveillent avec succès. La connaissance des divers caractères du pouls
sert souvent à découvrir la direction des mouvemens critiques, et l'émonctoire vers lequel les humeurs sont déterminées, et à rassurer, dans bien
des cas, contre les alarmes que peuvent inspirer
certaines irrégularités du pouls... Le pouls est plus
grand et plus développé quand les humeurs tendent vers les parties extérieures ; il est au contraire
petit et resserré lorsque les évacuations critiques
doivent se faire par les couloirs des parties internes. L'usage de la contraction de l'artère étant
d'expulser l'excrément provenu de l'adustion du
sang, il s'ensuit que, lorsqu'on la trouvera vite,
grande, etc., on pourra présumer qu'il y a beaucoup d'excrémens. C'est pour cela qu'on l'observe
telle dans les fièvres putrides, dans ceux qui man-
gent de mauvais alimens, etc. La distension, ser-
vant à rafraîchir le sang, dénotera, lorsqu'elle
augmentera en grandeur, en vitesse, en fréquence
l'excès de la chaleur. Les variétés et les irrégularités qui se trouveront dans l'une et l'autre signi-
fieront ou la surabondance de chaleur, ou l'accu-
mulation d'excrémens, suivant que la distension
ou la contraction prédominera.

Le pouls, lorsqu'il y a du désordre au foie, est
inférieur, petit, irrégulier, tronqué, faible, surtout
dans le cas de la jaunisse développée ; *perpendi-*

culaire, *mou*, pendant la jaunisse, *rare* : ce caractère augmente en proportion que la jaunisse s'explique; *étroit*, lorsqu'il y a de l'inflammation; *fréquent*, *tendu*, *réciproque*, *gonflé*, du côté du foie, est presque *vide*. Le foie influe sur la partie qui répond à la jointure du même côté. Si le pouls propre au foie, après vingt-six battemens convenables, se plonge et devient profond, sans cependant tarder à revenir tel qu'il doit être, c'est un signe de chaleur excessive et de ventosité dans le foie; si, après vingt-neuf battemens, il devient aigre, et paraît vouloir se cacher, le foie est très-mal affecté, il y a obstruction considérable, les jointures des membres s'en sentent; cela va communément de mal en pis jusqu'à la mort qui s'ensuit. Si, après dix-neuf battemens, il se plonge et se relève alternativement, le foie est entièrement gâté, il ne fait plus ses fonctions, et il n'y a plus rien à attendre de la vertu des remèdes. Le pouls qui indique les affections du foie ne diffère du stomacal qu'en ce que l'éminence n'est ni si marquée, ni si forte, ni si élevée : elle est plus légère, plus rétrécie, plus sèche; d'ailleurs l'artère est incomparablement plus tendue, plus rétrécie, plus concentrée que dans le stomacal. Les pulsations sont moins vives et plus irrégulières dans la circonstance de la jaunisse; savoir, l'ordre des pulsations est variable et irrégulier; lorsqu'il se soutient, il prouve la difficulté de corriger l'affection ou le désordre. Le pouls des ictériques est, à la vérité, difficile à reconnaître d'abord, mais il devient plus marqué lorsqu'il commence à se faire dans le foie quelque mouvement critique, et ce qui est très-remarquable, c'est que ce caractère particulier du pouls se montre beaucoup plus sensiblement du côté droit que du côté gauche. Ce pouls est évidemment inférieur; après le stomacal, il n'y a point de pouls critique aussi concentré : il n'a ni dureté ni roideur; il est irrégulier, et cette irrégularité consiste en ce que deux ou trois pulsations inégales entre elles succèdent à deux ou trois pulsations parfaitement égales, et qui semblent souvent naturelles. Ce pouls est moins fort, moins accéléré que celui de la matrice, et encore moins véhément, moins irrégulier que l'intestinal; on ne le trouve jamais rebondissant, à moins qu'il ne soit compliqué avec quelque autre espèce de pouls critique, à laquelle le rebondissement soit nécessairement joint. Mais ces marques, qui caractérisent exactement le pouls du foie, ne suffisent pas pour le faire reconnaître facilement; il est si souvent compliqué avec d'autres espèces de pouls critiques, principalement avec le stomacal et l'intestinal, que les occasions de le trouver avec son caractère simple sont fort rares, excepté le moment dans lequel la crise du foie se détermine parfaitement.

Il faut d'ailleurs observer qu'indépendamment de la jaunisse, le foie est sujet à plusieurs sortes d'embarras qui ne peuvent manquer de produire dans le pouls des changemens qui tiennent du caractère de celui du foie. Lorsque ces embarras ne se trouvent pas être supérieurs à l'effort critique, les changemens du pouls suivent à peu près le même ordre que dans les jaunisses, c'est-à-dire, que des changemens sont peu reconnaissables dans les commencemens, et beaucoup plus marqués à proportion du progrès de la crise.

Le pouls, lorsqu'il y a le choléra morbus ou la jaunisse, est *contract, vite, court, étroit, fluide, interne, exigu, faible, tronqué.*

Le pouls, lorsqu'il y a du désordre dans la rate, est *inférieur, élevé.* Il ne diffère du stomacal qu'en ce que l'éminence paraît monter ou s'allonger un peu plus entre le médius et l'index, comme si elle était ou plus haute ou moins arrondie. Ce qui la distingue surtout des autres pouls de la même classe, c'est qu'elle paraît coupée verticalement du côté qui répond à l'index, et que, vers la base ou le pied de cette coupe verticale, on sent comme une échancrure, tandis que du côté opposé elle conserve sa déclinaison jusque sous le médius.

Le pouls, lorsqu'il y a des affections aux reins, est *inférieur, irrégulier.* Ce pouls, qu'on pourrait

appeler rénal ou urinaire, a beaucoup de rapport
au pouls intestinal : il a comme lui ses pulsations
irrégulières ; mais il y a dans cette irrégularité une
sorte de régularité qui manque au pouls intestinal : les pulsations vont en diminuant jusqu'à
se perdre sous le doigt ; leur diminution est gra-
duée, et elles suivent aussi le même ordre en re-
montant. Les pulsations qui se font dans ces intervalles sont plus développées, assez régulières,
et peu sautillantes ; enfin il semble, et cela est très-
remarquable, que ce pouls soit l'inverse de celui
de la sueur ; il est le plus concentré et plus intérieur de tous les autres. Le pouls des reins est celui
du cubitus au bras du côté droit pour le rein droit,
et au bras du côté gauche pour le rein gauche ;
son état naturel, surtout en hiver, est d'être profond et glissant. Le pouls du cubitus gauche ou
du rein gauche indique chaleur et ventosité dans
ce rein, lorsqu'on le sent précipité ou trémuleux
long ; s'il devient tout à coup très-lent, c'est signe
de froid, le mal est très-dangereux, demande un
prompt secours, beaucoup de soin et de dé-
pense ; si, après vingt-cinq battemens égaux, ce
pouls se plonge, ce rein est gâté et ne fait plus
ses fonctions ; toute l'habileté du médecin ne saurait sauver le malade ; à peine pourra-t-on différer
la mort de peu de jours. Lorsque le pouls de l'extrémité du cubitus droit qui appartient au rein

de ce côté se plonge et se replonge après dix-neuf battemens considérables, c'est un grand pronostic de mort; de cent il n'en réchappera pas un; et si c'est après sept battemens, sans se relever que long-temps après, le malade n'a plus que quelques heures à vivre. Ce pouls fort précipité, tenant du trémuleux, indique des ventosités dans cet organe; il y a encore du remède.

Le pouls, lorsqu'il y a du désordre dans les urines, est *inférieur, irrégulier, interne.*

Le pouls, lorsqu'il y a suppression des urines, est *inférieur, perpendiculaire, faible, interne, cédant, fréquent, irrégulier.* Le pouls des urines a plusieurs pulsations moindres les unes que les autres, et qui vont en diminuant jusqu'à se perdre, pour ainsi dire, sous le doigt. C'est dans ce même ordre qu'elles reviennent de temps en temps. Ce pouls, lorsqu'il est bien critique, se trouve avoir beaucoup de rapport avec le pouls intestinal.

Le pouls, lorsqu'il y a hydropisie du bas-ventre, est *inférieur*, à moins qu'il n'y ait un saignement de nez; le pouls est alors *rebondissant*, et évidemment *pectoral*, lorsque la toux paraît, surtout s'il y a des crachats un peu cuits; il devient *irrégulier*, et quelquefois *intermittent*, lorsque le ventre coule; au reste, le pouls conserve presque toujours un fonds de convulsion; il se rapetisse singulièrement, et se durcit ordinairement quelques jours avant l'agonie.

Le pouls, lorsque la femme est enceinte, est *fréquent, élevé, tendu, obtus, redoublé, étroit, rebondissant, irrégulier, dur, convulsif, intermittent, fluide, inférieur, fort et véhément, plein, interne.* Le pouls de la grossesse approche de l'utérin vrai; il en est cependant distingué par un léger resserrement, une vivacité et une petite fréquence dans les pulsations, surtout vers le premier terme de la grossesse; les pulsations sont plus fortes et un peu élevées vers le dernier temps. Le pouls est ordinairement fort et comme fiévreux dans les grossesses; il est, au commencement, c'est-à-dire, dans les deux ou trois premiers mois, embarrassé, vain; ces premiers temps sont souvent accompagnés, comme personne ne l'ignore, de crachemens fréquens, de vomissemens, et de plusieurs sortes de désordre dans les entrailles; aussi le pouls tient-il principalement de celui d'irritation et du stomacal. Il se développe à proportion que la grossesse avance; il devient plus ou moins rebondissant ou nasal; mais il ne se soutient pas toujours dans cet état de manière à être suivi du saignement de nez. Le pouls devient ensuite irrégulier, dur : et, vers les derniers mois, il tient ordinairement du pouls de la matrice, c'est-à-dire, qu'il est irrégulier, plein, dur, et de temps en temps avec des rebondissemens. Le pouls qui précède de peu de temps l'accouchement devient, comme dans toute autre évacuation forcée, plus ou moins convulsif, étroit, fréquent, intermittent. Une chose importante à remarquer, c'est qu'il arrive souvent que le pouls des femmes grosses devient, vers le temps du mois qui répond à celui auquel elles avaient leurs règles, irrégulier, et plus ou moins rebondissant, c'est-à-dire, qu'il paraît annoncer les règles tous les mois; mais il se soutient peu dans cet état, qui est ordinairement passager; sans quoi il pourrait toujours faire craindre une fausse couche : cette crainte serait encore doublement fondée au commencement du mois de la grossesse qui répond à celui auquel les règles étaient ordinairement plus abondantes; car l'observation démontre que la plupart des femmes voient plus abondamment de deux en deux mois. Il y a le plus souvent une faiblesse dans le pouls, du côté où l'enfant incline davantage : c'est sans doute la compression qu'il occasione dans les artères du bas-ventre, qui l'a fait sentir dans la radiale du même côté. Ainsi, toutes les fois qu'on trouvera le pouls plus faible du côté droit, on pourra assurer que la femme portera un mâle, qu'elle sentira le plus souvent peser du même côté; si au contraire le pouls est plus faible du côté gauche, ce sera une fille. Dans le cas où le médecin ne trouvera aucune différence dans les deux pouls (ce qui est rare), l'enfant n'inclinera d'aucun côté, et pour lors on ne pourra pas prononcer sur son espèce. On peut donc suivre cette règle depuis le troisième mois de la grossesse jusqu'au dernier, c'est-à-dire, jusqu'au moment de la culbute de l'enfant. Les médecins chinois croient que le pouls droit de la femme est plus significatif et plus fort; aussi sont-ils dans l'usage de ne lui tâter le pouls que du côté droit, et à l'homme du côté gauche; les femmes qui sont enceintes ont aussi leurs pouls particuliers qui changent le plus souvent dans les différens temps de la grossesse, dont ils deviennent par-là un signe plus ou moins assuré. Pendant les premiers mois le pouls est ordinairement petit au carpe, glissant à la jointure, et vite au cubitus. Ainsi, lorsqu'on observe ce pouls pendant long-temps, constamment et sans irrégularité, excepté qu'il n'y ait quelques battemens semblables aux coups de bec que donne une poule en prenant du grain, on peut assurer que la femme est enceinte, quoique la grossesse ne soit encore manifestée par aucun autre signe; et si, en pressant fortement l'artère, on trouve le pouls petit et éparpillé, la grossesse n'est que de trois mois; on la juge de cinq mois, si le pouls est semblable, mais simplement vite, et si en pressant, il ne s'éparpille point, et ne devient pas plus petit. Si un pareil pouls se rencontre au bras gauche, on doit attendre un garçon ; et si c'est au droit, une fille. Le pouls du cubitus plus vite, plus fort et plus haut qu'à l'ordinaire dans une femme qui n'a pas ses règles, est un signe de grossesse. Au septième et huitième mois de la grossesse, le pouls plein, dur et fort, est un très-bon signe ; le profond et délié est d'un mauvais augure : il annonce un accouchement difficile, et il donne lieu de craindre que la malade n'y succombe. Si le pouls est plein et profond au bras gauche, c'est une marque que la femme est enceinte d'un garçon; s'il est superficiel et haut, il ne faut s'attendre qu'à une fille; s'il est plein et profond aux deux bras, on peut espérer deux garçons; et s'il est aussi des deux côtés superficiel et haut, on doit craindre deux filles.

Le pouls, lorsqu'il y a du désordre dans la matrice, est *inférieur, petit, faible, humilié, tardif, fluide, interne.*

Le pouls, lorsqu'il y a suffocation de la matrice, est *inférieur, interne, petit, rare, tardif, irrégulier.*

Le pouls, lorsqu'il y a les règles, est *inférieur, redoublé, dicrote, irrégulier, cylindrique, moniliforme.* Dans le pouls des règles on observe une espèce de balancement, d'oscillation, dans les pulsations, qui fait qu'elles ne répondent pas toujours au même point, et qu'elles frappent tantôt une portion du doigt, tantôt une autre; ce signe est très-facile à distinguer. Le pouls simple, utérin, ou celui qui indique les hémorrhagies de la matrice, est assez semblable au pouls nasal; il en diffère seulement par les modifications suivantes : il est en général beaucoup moins élevé et moins fort que le nasal; quelquefois même on le trouve si concentré, qu'il est besoin d'une pression parti-culière des doigts, principalement de l'index, pour sentir les petits corps ou le petit fourmille-ment grenu de l'extrémité de l'artère; souvent ce pouls est tardif; l'extrémité digitale de l'artère n'y est pas sensiblement aplatie comme dans le na-sal : elle paraît au contraire conserver sa forme cylindrique; mais aussi est-elle rétrécie et un peu profonde; ses pulsations sont un peu irrégulières, comme dans un léger intestinal. De plus les pe-tits corps ronds ne sont, pour l'ordinaire, dans ce pouls, ni si secs, ni si formés que dans le nasal. Le pouls simple de la matrice est ordinairement plus élevé, plus développé que dans l'état naturel; ses pulsations sont irrégulières : il y a des rebon-dissemens, moins constans, à la vérité, moins fré-quens ou moins marqués que dans le pouls nasal, mais cependant assez sensibles. Ce pouls est beau-coup plus aisé à reconnaître dans les jeunes filles qui sont à la veille d'être réglées pour la première fois, parce qu'il arrive souvent que la révolution qui détermine cette espèce de crise est accompagnée d'un mouvement de fièvre qui rend les modifications du pouls beaucoup plus sensibles, à moins que quelque autre cause, jointe à l'effort qui produit cette fièvre, ne rende le pouls compliqué. Les femmes qui approchent du temps de perdre leurs règles, ont aussi très-communément, dans le temps que les règles doivent paraître, une sorte de fièvre qui indique une forte résistance de la matrice; celles qui sont sujettes à des pertes sont dans le même cas lorsque l'hémorrhagie se prépare. Il y a une attention importante à faire à l'égard du pouls simple de la matrice; c'est qu'il ne faut pas s'attendre à le trouver dans toutes les femmes tel qu'il vient d'être décrit : il y en a dans lesquelles la révolution des règles est, pour ainsi dire, insensible; la crise se fait sans qu'il paraisse dans le pouls des changemens bien considérables. Il y a des femmes dans lesquelles le pouls, au lieu de se dilater et de se développer, se resserre au contraire à l'approche des règles; néanmoins les rebondissemens et l'irrégularité des pulsations s'y trouvent assez souvent malgré le resserrement; c'est ce qu'on a lieu d'éprouver surtout dans les femmes un peu grasses; tout cela regarde les pouls compliqués. Il y a encore une attention à avoir en examinant les pouls des personnes du sexe;

c'est qu'il s'en trouve de si impressionnables, que la seule présence du médecin les affecte au point de changer brusquement leur pouls, et de lui donner un caractère opposé à la disposition réelle où elles se trouvent; ce changement rend même quelquefois le pouls fort approchant de celui des règles. On comprend bien qu'en ce cas-là, dont il n'est pas difficile de s'apercevoir, il faut avoir la précaution de tâter le pouls à plusieurs reprises.

Le pouls, lorsqu'il y a des flueurs blanches, est *inférieur, tardif, rare, mou, petit, rebondissant, moniliforme, irrégulier.* La matrice est sujette à une autre évacuation que celle du sang : souvent elle donne issue à des matières muqueuses, puriformes, qu'on connaît sous le nom de flueurs blanches. Le pouls avait alors le caractère du pouls des règles; mais il est extrêmement mou. Le pouls qui précède ou accompagne les flueurs blanches ne diffère de l'utérin que par un peu plus de mollesse et de lenteur, un léger et fréquent rebondissement, une certaine rondeur dans les pulsations, et un peu moins d'expression dans la forme des petits corps ronds ou du fourmillement. Le pouls des lochies présente encore quelques légères différences : les petits corps ronds et leurs fragmens y paraissent plus petits et moins formés; cependant les pulsations sont quelquefois assez vives, assez sèches, quoique élevées; quelquefois encore on y sent beaucoup d'irrégularité entremêlée d'intermittence.

Le pouls, lorsqu'on a eu une pollution quelconque, est *inférieur, dilaté, mou, fluide, allongé, tardif.*

Le pouls, lorsqu'on souffre des hémorrhoïdes, est *inférieur, irrégulier, redoublé, dicrote, moniliforme.* En pressant fortement sous les doigts l'artère d'une personne sujette aux hémorrhoïdes, on sent toujours le battement du pouls qui devrait disparaître, et qui disparaît en effet dans les autres cas par une forte pression. On observe dans le pouls hémorrhoïdal un peu de roideur et d'irrégularité, une sorte de profondeur et de tremblotement, et de temps en temps quelques réduplications. Le pouls propre au flux hémorrhoïdal a pour caractère spécifique le petit fourmillement grenu à l'extrémité digitale de l'artère, ou l'apparition des petits corps ronds à cette extrémité, comme dans les autres pouls d'hémorrhagie; mais ce qui le distingue des précédens, c'est que ces corps ronds paraissent beaucoup plus petits, et en même temps très-secs; que le fourmillement semble plus resserré ou s'exercer dans un plus petit espace; et les fragmens des petits corps ronds sont très-marqués; en sorte que c'est plutôt un léger frémissement qu'un fourmillement grenu, qui se fait sentir sous l'index, et au delà. Ce pouls est irrégulier et en même temps redoublé : les pulsations se ressemblent peu pour la force, et encore moins pour les intervalles : elles suivent à peu près cet ordre : à trois ou quatre pulsations un peu concentrées, vives, roides, presque irrégulières, succèdent deux ou trois pulsations un peu dilatées, comme arrondies et moins régulières : les trois ou quatre pulsations suivantes se font avec du rebondissement : mais ces diverses pulsations ont ceci de commun, qu'on y trouve une sorte de tremblotement assez constant, plus de fréquence et de fond de resserrement que dans les autres espèces de pouls inférieurs; on sent, pour ainsi dire, une sorte de profondeur de pouls qui, joint à ce tremblotement, semble être le caractère le plus distinctif entre le pouls des règles et celui des hémorrhoïdes : celui-ci est moins dilaté que le premier : celui des hémorrhoïdes n'est jamais intermettent, non plus que celui des règles : ou s'il l'est, le dévoiement se joint aux hémorrhoïdes. Cette espèce de pouls tient un peu du pouls supérieur, surtout du nasal; il est très-communément compliqué avec le pouls d'irritation; peut-être même l'est-il toujours. Ce n'est que par une suite d'observations faites avec la plus grande attention qu'on a pu parvenir à constater exactement le caractère de cette espèce de pouls, souvent même il y a beaucoup de difficulté à le distinguer du pouls des règles. M. Stahl a remarqué qu'il y a beaucoup de ressemblance entre la disposition des vaisseaux hémorrhoïdaux et celle des vaisseaux de l'intérieur des narines, ainsi qu'entre plusieurs des affections auxquelles ces parties sont sujettes : il a remarqué aussi qu'il y avait un rapport particulier entre elles ; en effet, il n'est pas rare de voir l'hé-morrhagie d'une de ces parties succéder et sup-pléer à celle de l'autre. L'état d'irritation qui paraît presque inséparable des pouls des hémorrhoïdes est cause qu'on a souvent de la peine à juger si un flux hémorrhoïdal est critique ou symptomati-que. Au reste, ce n'est qu'avec beaucoup d'atten-tion, et en combinant la disposition, l'état habi-tuel, l'âge et le tempérament du sujet, qu'on examine qu'il faut se flatter de distinguer par l'état du pouls l'engorgement des vaisseaux hémor-rhoïdaux, le ténesme, ou le flux hémorrhoïdal rouge ou muqueux ; car ce sont là les incommo-dités que suit et qu'annonce le pouls des hémor-rhoïdes, dont les différens degrés ne peuvent être bien reconnaissables qu'avec les secours de cette comparaison.

MÉTHODE

De curation certaine, ou au moins préventive, pour quelque maladie que ce soit, sans souffrances ou avec souffrances [1], savoir, procédé à la portée de tout le monde, même au défaut de médecins.

Lorsque les pulsations sont avec fréquence naturelle :

Si le pouls est externe, propellant, prenez de l'eau sucrée.

Si le pouls est externe, répellant, prenez de la racine de contrayerva.

Si le pouls est interne, propellant, prenez l'électuaire lénitif.

Si le pouls est interne, répellant, prenez de la rhubarbe.

Si le pouls est fluide, propellant, prenez du vin sucré.

[1] Les souffrances sont les cris de la nature dont le sphygmique ne doit s'occuper que par complaisance; lorsqu'elles empêchent les opérations salutaires de la nature, alors on fera usage des calmans externes ou internes, par exemple, les graines du lin, les têtes du pavot blanc, les feuilles de laitue, d'hyosciame. Dans les souffrances opiniâtres, il faut des incitans artificiels externes, savoir, des vésicatoires aux jambes, aux cuisses, aux bras.

Si le pouls est fluide, répellant, prenez du kina-kina.

Lorsque les pulsations sont avec fréquence au-dessous du naturel :

Si le pouls est externe, propellant, prenez de la racine de bardane.

Si le pouls est externe, répellant, prenez de la racine de serpentaire.

Si le pouls est interne, propellant, prenez du sel d'Angleterre.

Si le pouls est interne, répellant, prenez de l'aloës.

Si le pouls est fluide, propellant, prenez de la salsepareille.

Si le pouls est fluide, répellant, prenez de l'esprit d'acide vitriolique doux.

Lorsque les pulsations sont avec fréquence au-dessus du naturel :

Si le pouls est externe, propellant, prenez de la fleur de tilleul.

Si le pouls est externe, répellant, prenez du scordium.

Si le pouls est interne, propellant, faites des saignées.

Si le pouls est interne, répellant, prenez de l'huile de ricin.

Si le pouls est fluide, propellant, prenez des fleurs
de pavot rouge.

Si le pouls est fluide, répellant, prenez de l'eau
de goudron.

*Lorsque les pulsations sont avec fréquence irré-
gulière :*

Si le pouls est externe, propellant, prenez de la
résine de gayac.

Si le pouls est externe, répellant, soignez la sueur.

Si le pouls est interne, propellant, prenez du ca-
lomélas.

Si le pouls est interne, répellant, incitez la peau.

Si le pouls est fluide, propellant, prenez des bains
chauds.

Si le pouls est fluide, répellant, prenez de l'éther
vitriolique.

RÉCAPITULATION,

OU MOYEN DE RECONNAÎTRE LORSQUE LE DANGER
EST PRESSANT OU NON.

Si le pouls marque une courbure ou plissure,
oubliez la crainte.

Si le pouls paraît une corde tendue, agissez sans
retard.

Si le pouls est dilaté au delà de l'ordinaire, bor-
nez-vous à la nature.

Si le pouls est irrégulier, purgez à toute outrance.
Ce caractère est toujours l'indice certain d'évacuer le bas-ventre, et non pas d'occasioner de
vaines alarmes, et de s'effrayer de l'anévrisme,
du polype, ou des accès d'apoplexie.

FIN.